齐鲁针灸医籍集成·金元Ⅱ

张永臣　宋咏梅　贾红玲　校注

U0389278

科学出版社

北京

内 容 简 介

《齐鲁针灸医籍集成》(校注版)在全面系统地收集、整理山东省古今针灸医籍的基础上,加以分析、总结、提炼,从针灸理论、临床实用的角度,对针灸医籍进行简要点评。本册选取金元时期《标幽赋》《通玄指要赋》《东垣试效方》进行点校,并对较难理解的文字进行注释,以期为当今针灸临床提供借鉴。

本书可供中医院校师生、科研人员、临床医生和中医爱好者阅读参考。

图书在版编目(CIP)数据

齐鲁针灸医籍集成.金元.Ⅱ / 张永臣,宋咏梅,贾红玲校注.—北京:科学出版社,2016.11
ISBN 978-7-03-050559-0

Ⅰ.①齐… Ⅱ.①张… ②宋… ③贾… Ⅲ.①针灸学-中医典籍-汇编-中国-金代 ②针灸学-中医典籍-汇编-中国-元代 Ⅳ.①R245

中国版本图书馆 CIP 数据核字(2016)第 268017 号

责任编辑:朱 灵
责任印制:谭宏宇 / 封面设计:殷 靓

科 学 出 版 社 出版
北京东黄城根北街 16 号
邮政编码:100717
http://www.sciencep.com

南京展望文化发展有限公司排版
上海叶大印务发展有限公司印刷
科学出版社发行 各地新华书店经销

*

2017 年 1 月第 一 版 开本:B5(720×1 000)
2017 年 1 月第一次印刷 印张:9
字数:121 000

定价:50.00 元
(如有印装质量问题,我社负责调换)

谨以此书祝贺山东中医药大学建校六十周年、针灸推拿学院建院三十周年！

《齐鲁针灸医籍集成》（校注版）丛书编委会

丛书 ● 序

中医学是中华文化的一部分,而针灸学又是中医学中的一块瑰宝。中医之术莫古于针灸,即起源较早;莫效于针灸,即有简便验廉之特点;莫难于针灸,即易学而难入、难精。现存较早的医籍《素问·异法方宜论》云:"故东方之域,天地之所始生也。鱼盐之地,海滨傍水,其民食鱼而嗜咸,皆安其处,美其食。鱼者使人热中,盐者胜血,故其民皆黑色疏理。其病皆为痈疡,其治宜砭石。故砭石者,亦从东方来。"即针刺起源于我国东部地区,即山东一带。《孟子·离娄篇》云:"犹七年之病,求三年之艾。"济宁市微山县、曲阜市出土的汉画像石上的针灸图定名为《扁鹊针灸行医图》,可以作为针刺起源和发展的佐证之一。

齐鲁针灸在我国针灸学发展史上具有重要的地位和作用,古代医家擅长针灸者如战国时期的扁鹊、西汉时期的淳于意、晋之王叔和、南宋之徐氏家族、金元之马丹阳、明之翟良、清之岳含珍与黄元御等,仁济齐鲁及周边地区。而汉代安徽的华佗游历山东、施医送药,金元时期河北的窦汉卿从师于滕县名医李浩,元代浙江名医滑伯仁从师于东平高洞阳,明代浙江针灸大家杨继洲也曾行医山东,湖北医家李时珍来山东考察药物兼以行医。近代民国名医黄石屏学医于山东,后闻名于海上。现代医家钟岳琦学于江南名家承淡安,张善忱为针灸事业殚精竭虑。而焦勉斋、郑毓桂、杜德五、李少川、臧郁文、马同如等医家,或为全国名医,或为地方名医,仁术惠民,教书育人,在齐鲁针灸史上增加了浓墨重彩的一笔。

中医之传承,借以书籍为先;古今之医籍,浩瀚博大纷杂。针灸之医籍,也是如此。特别是古代医籍,几经传抄,版本不一,刻印质量高低不等。今我校张永臣、宋咏梅、贾红玲等,对齐鲁针灸的历史进行了系统性研究,遴选出一些与针灸相关的医籍加以校注、出版,名之曰《齐鲁针灸医籍集成》(校注版)。本丛书从一个侧面整理、保存、传承了中医针灸文献,也从另一个侧面呈现了齐鲁针灸数千年的发展历程和各历史阶段所取得的成就,展示了齐鲁针灸的历史积淀,为我省乃至全国针灸事业的传承和发展、创新起到较好的作用。

然学海无涯,宜勤求古训而博采众方,精勤不倦方能博极医源。在丛书付梓之际,略述数语以嘉勉之!

中国针灸学会副会长
山东针灸学会原会长　　　　　　　　　　　　**吴富东**
山东中医药大学原副校长、教授、博士研究生导师

2016 年 9 月 10 日

前 言

　　"山东"和"齐鲁"是历史上形成的地理名词,今日看来,二者所指地理范围大体相当,"齐鲁"是"山东"的代称。"山东"之名,古已有之,但地域范围不一。《战国策·秦策》有"当秦之隆……山东之国,从风而服",山东指崤山、华山以东的地区。汉代将太行山以东的地区统称为"山东",《山东通史》记载:西周、春秋时,山东属齐、鲁、曹、滕、薛、郯、莒及宋、卫国的一部分,战国后期属齐,其南北各一部分属楚、赵。秦统一全国后,在山东置齐郡、琅琊、胶东、济北、东海、薛郡、东郡等郡。西汉初,山东多为刘邦之子"齐王"刘肥的封地。汉武帝元封五年(公元前106年),山东分属青、兖、徐三州。东汉时,山东属青、徐、兖、豫四州。西晋时,山东属青、徐、兖、豫、冀五州。隋朝时,山东又归属青、徐、兖、豫四州。唐贞观初,全国为十道,河、济以南属河南道,以北属河北道。北宋分为二十四路,山东分属京东东路、京东西路。金大定八年年(1168年),置山东东西路统军司,山东正式成为地方行政区划。元朝时,分置山东东西道肃政廉访司及山东东西道宣慰司。明洪武元年(1368年),置山东行中书省,治青州,后改置山东承宣布政使司。清代,将山东政区正式定为山东省。1949年,徐州市直属山东省管辖,新海连(连云港)市属山东鲁中南行署管辖,1953年1月,徐州市划归江苏省管辖。之后,山东地界未再发生大的变化。

　　而"齐鲁"之称,典籍历见,如《北史·儒林列传》云:伏生"教于齐鲁之间,学者由是颇能言《尚书》,诸山东大师,无不涉《尚书》以教矣。""齐鲁赵魏,学者尤多;负笈追师,不远千里;讲诵之声,道路不绝。"齐鲁之号"山东",殆自此始。《史记·三王世家》中汉武帝有"生子当置之齐鲁礼义之乡"的文化向往,《隋书·文学列传》有"齐鲁富经学"之言,宋代文学家苏辙言"吾本生西南,为学慕齐鲁"。这些反映出在复杂多变的历史长河中,齐鲁文化传承不息的生命力和对人们根深蒂固的文化影响,而齐鲁文化也影响着中医、针灸的发展,互相交融和促进。

针灸学是中华民族智慧的结晶,它是我国传统文化的一部分,现正逐渐为世界人民所接受,并为人民的健康发挥着重要的作用。针灸医籍对针灸的传承和发展有着非凡的作用,它是针灸学发源、发展的历史见证,是针灸学理论的重要载体,是发展、创新的基础,因此整理、保护针灸医籍具有深远的意义。作为针灸发源地的针灸工作者,有责任、有使命将现存针灸医籍发掘、收集、整理、出版、保护和利用,不仅能为国内外学者的针灸研究提供便利,也可为我国针灸文献研究总体水平的提高作出应有的成绩。此外,目前我国的针灸古籍存在分布分散的缺点,而有的针灸医家的手稿或者油印稿随着时间的流逝,有损毁、丢失的可能,如不及时系统整理和保护,诸多针灸文献将面临佚失的危险。齐鲁医家的针灸学术特点和成就在我国针灸学中占有重要的一席之地,各医家在理论上潜心研究,发皇古义,推陈出新;在学术上兼容并蓄,各抒己见,各有所长。而在学术著作方面,或重理论探讨,或重临床实践,或重专业知识传播,或重科普知识推广。作为中医学的一个缩影,齐鲁针灸具有明显的地域特色,它的内涵值得我们继续努力挖掘、开发、传承、利用和创新。

有感于此,我和我校中医医史文献学、针灸推拿学的宋咏梅、贾红玲等同道,在系统收集、整理与山东相关的古今医籍的基础上,选取价值较高的、与针灸相关的医籍或针灸专著加以校勘,并从理论、临床的角度加以简要注释,以丛书的形式出版,名之曰《齐鲁针灸医籍集成》(校注版)。以期本套丛书能比较完整和清晰地展现古今齐鲁针灸的成就和概貌,更好地整理、保存针灸文献,也为针灸临床、教学、科研提供一套比较完整的、与齐鲁针灸相关的参考书,同时对保存祖国针灸文化起到了积极的促进作用。虽曰集成,实不能全部包括进去,由于我们学术水平及其他客观条件所限,所收书籍数目也很有限。

为收集到较好、最有代表性的书籍,校注人员奔走于济南及其他城市的各图书馆、藏书楼,拜访民间藏书家,走访书籍原作者及其后人。为保证校注质量,校注人员不计报酬,不畏寒暑,抓紧点滴时间,认真点校,仔细注释,经过大量艰辛的劳动,基本成稿,我对编委会全体成员表示由衷的感谢;而对书籍原作者或其后人表示无尽的歉意,因为资金所限,未能支付稿酬,为了齐鲁针灸的今天和明天,他们的深明大义之举时刻撞击着我们的心灵,激励我们要做好本套丛书,出精品之作,永传齐鲁针灸文化。

本套丛书的出版,得到了学校领导和科研处、文献研究所、针灸推拿学院、图书馆、宣传部领导的大力支持,听取了刘玉檀、国培、张登部、吴富东、单秋华、刘光亭、孙学全、杨传义、张方玉等老师的宝贵建议,我校王振国、田思胜、韩涛、刘更生、汤继芹、刘江亭等老师,中国中医科学院针灸研究所的赵京生老师和南京中医药大学的张树剑老师均给予了热情鼓励、指导和帮助,相关工作人员为本丛书付出了大量的辛勤汗水,在此谨表示我们诚挚的感谢!

同时,也将此套丛书作为献给山东中医药大学建校六十周年和针灸推拿学院建院三十周年的礼物,深深感谢母校的教育和培养,也祝愿母校培养出更多的优秀人才,创造出新的辉煌!

点校此类图书,我们经验不足,加之学术水平有限,虽经几经努力,但书中定会存在这样、那样的不足、缺点和错误,恳请读者不吝赐教,批评指正。

张永臣

2016 年 10 月 29 日于山东中医药大学

目　录

《标幽赋》

原著 窦汉卿

校注说明

金元著名医家窦默,早名窦杰,字汉卿,后任元世祖时昭文馆大学士、太师等职,故又有"窦太师"之称,生于金明昌七年(公元 1196 年),卒于元至元十七年(公元 1280 年)。《元史·窦默传》记载其为广平府肥乡县行村(今河北省邯郸市肥乡县城西村)人,"转客蔡州,遇名医李浩,授以铜人针法。"《滕县志·方术传·李浩传》(清道光本)记载:"元李浩,其先曲阜人,五世祖官于滕,因家焉,大父、义父玉皆以儒显,而浩喜医方术,慕仓公为人也,元初常往来东平间,为人治病,决死生,其验如神。"即窦汉卿曾经学医于滕县名医李浩。

窦汉卿博览经典,精于针灸,著有《针经指南》,内载《标幽赋》(又称《针经标幽赋》)、《通玄指要赋》(又称《流注指要赋》)等篇。窦汉卿在《标幽赋》中论述了经络、脏腑、气血的关系,施术前后的注意事项以及取穴、配穴和针灸禁忌等。

现存《针经指南》均出自窦桂芳校刊《针经四书》,本次校注《标幽赋》以罗氏竹坪堂成化九年翻刻本为底本,以《玉龙经》《普济方》《卫生宝鉴》等为他校本。

本次校注的具体原则:

1. 全文采用简体横排,并加以现代标点符号。

2. 凡底本中异体字、俗写字、古字,均径改不出校。

3. 凡底本与校本互异,若显系底本有误、脱、衍、倒者,则据他校本或本书前后文例、文义改之、补之、删之,并出校注明。若怀疑底本有误、脱、衍、倒者,则不改动原文,只出校注明疑误理由。若底本因纸残致脱文字者,凡能据字形轮廓或医理可以大体判定出某字者,则补其字,或在注文中注明应补某字。凡底本无误,校本有误者,一律不出校。

4. 底本引录他书文献,虽有删节或缩写,但不失原意,不改。

5. 对难字、僻字、异读字,采用汉语拼音加直音的方法加以注音,并释字义;对费解的专用名词或术语加以注释;对通假字予以指明,并解释其假借义。

《标幽赋》

拯救之法,妙用者针。察岁时于天道,定形气于予心。春夏瘦而刺浅,秋冬肥而刺深①。不穷经络阴阳,多逢刺禁;既论脏腑虚实,须向经寻。原夫起自中焦,水初下漏。太阴为始,至厥阴而方终;穴出云门,抵期门而最后。正经十二,别络走三百余支;正侧偃伏,气血有六百余候。手足三阳,手走头而头走足;手足三阴,足走腹而胸走手。

要识迎随,须明逆顺。况夫阴阳,气血多少为最。厥阴、太阳,少气多血;太阴、少阴,少血多气;而又气多血少者,少阳之分;气盛血多者,阳明之位。先详多少之宜,次察应至之气。轻滑慢而未来,沉涩紧而已至②。既至也,量寒热而留疾;未至也,据虚实而候气③。气之至也,若鱼吞钩饵之沉浮;气未至也,似闲④处幽堂之深邃⑤。气速而效速,气迟至而不治。

观夫九针之法,毫针最微。七星上应,众穴主持。本形金也,有蠲邪扶正之道;短长水也,有决凝开滞之机;定刺象木,或斜或正;口藏比火,进阳补羸。循机扪塞以象土,实应五行而可知。然是一寸六分,包含妙理;虽细拟于毫发,同贯多歧。可平五脏之寒热,能调六腑之虚实。拘挛闭塞,遣八邪而去矣;寒热痛痹,开四关而已之。凡刺者,使本神朝而后入;既刺也,使本神定而气随。神不朝而勿刺,神已定而可施。定脚处,取气血为主意;下手处,认水木是根

---

① 春夏瘦而刺浅,秋冬肥而刺深:由于四季人体气血状态不同,针刺浅深也应顺应季节的变化,此语是宗《灵枢·终始》"春气在毛,夏气在皮肤,秋气在分肉,冬气在筋骨。刺此病者,各以其时为齐。故刺肥人者,以秋冬之齐;刺瘦人者,以春夏之齐"而来。

② 轻滑慢而未来,沉涩紧而已至:此句对偶工整严谨。

③ 既至也,量寒热而留疾;未至也,据虚实而候气:得气后应根据病候的寒证、热证、虚证、实证及患者的体质等具体情况,决定留针与否,寒证、虚证宜留针,热证、实证不宜留针。

④ 闲:疑为"燕",因为前句有"鱼"。

⑤ 气之至也,若鱼吞钩饵之沉浮;气未至也,似闲处幽堂之深邃:此句为明喻,喻深以浅、喻难以易。

基。天地人三才也，涌①泉同璇玑、百会；上中下三部也，大包与天枢、地机。阳跷、阳维并督脉，主肩背腰腿在表之病；阴跷、阴维、任、冲、带，去心腹胁肋在里之疑。二陵、二跷、二交，似续而交五大；两间、两商、两井，相依而列两支。足见取穴之法，必有分寸；先审自意，次观肉分。或屈伸而得之，或平直而安定。在阳部筋骨之侧，陷下为真；在阴分郄腘之间，动脉相应②。取五穴用一穴而必端，取三经用一经而可正。头部与肩部详分，督脉与任脉易定。明标与本，论刺深刺浅之经；住痛移疼，取相交相贯之径。

岂不闻，脏腑病而求门、海、俞、募之微③；经络滞而求原、别、交会之道。更穷四根三结，依标本而刺无不痊；但用八法五门，分主客而针无不效。八脉始终连八会，本是纪纲；十二经络十二原，是为枢要。一日刺六十六穴之法，方见幽微④；一时取十二经之原，始知要妙⑤。

原夫补泻之法，非呼吸而在手指；速效之功，要交正而识本经。交经缪刺，左有病而右畔取；泻络远针，头有病而脚上针。巨刺与缪刺各异，微针与妙刺相通。观部分，而知经络之虚实；视沉浮，而辨脏腑之寒温。且夫先令针耀，而虑针损；次藏口内，而欲针温。目无外视，手如握虎；心无内慕，如待贵人⑥。左手重而多按，欲令气散⑦；右手轻而徐入，不痛之因。空心恐怯，直立侧而多晕；背目沉掐，坐卧平而沉昏。推于十干十变，知孔穴之开阖⑧；论其五行五脏，察

---

① 涌：原作"可"，据《普济方》改。

② 在阳部筋骨之侧，陷下为真；在阴分郄腘之间，动脉相应：阳经的穴位多在两筋、两股之间、肌肉凹陷处，阴经的穴位多在腘窝、肘窝等经气深聚处、动脉搏动处。

③ 脏腑病而求门、海、俞、募之微：门乃精气出入之门户，海为脉气之众流所归，背俞和腹募穴与脏腑之气直接相通。因此对于脏腑、经络的各种病变，可取上述门（期门、风门、云门、神门、郄门、梁门等）22 个、海（气海、血海、少海、小海、照海）5 个、俞穴 12 个、募穴 12 个治疗。俞穴、募穴可以单独应用，也可配合应用，即俞募配穴。

④ 一日刺六十六穴之法，方见幽微：子午流注针法的纳甲法，是按照天干的演变和十二经脉的气血流注规律开穴施治。

⑤ 一时取十二经之原，始知要妙：指的是子午流注的纳支法。

⑥ 目无外视，手如握虎；心无内慕，如待贵人：《素问·保命全形论》曰："如临深渊，手如握虎，神无营于众物。"

⑦ 左手重而多按，欲令气散：强调左手（押手）的作用，如《难经·七十八难》曰："知为针者，信其左；不知为针者，信其右"，"当刺之时，必先以左手压按所针荥俞之处，弹而努之，爪而下之，其气之来如动脉之状，顺针而刺之"。

⑧ 推于十干十变，知孔穴之开阖：也就是灵龟八法。

日时之旺衰。伏如横弩,应若发机。

　　阴交、阳别而定血晕,阴跷、阴维而下胎衣。瘫厥偏枯,迎随俾经络接续①;漏崩带下,温补使气血依归,静以久留,停针待之。必准者,取照海治喉中之闭塞;端的处,用大钟治心内之呆痴。大抵疼痛实泻,痒麻虚补②。体重节痛而输居,心下痞满而井主。心胀咽痛,针太冲而必除;脾痛胃疼,泻公孙而立愈。胸满腹痛刺内关,胁疼肋痛针飞虎③。筋挛骨痛而补魂门;体热劳嗽而泻魄户。头风头痛,刺申脉与金门④;眼痒眼痛,泻光明于地五。泻阴郄,止盗汗,治小儿骨蒸⑤;刺偏历,利小便,医大人水蛊。中风环跳而宜刺,虚损天枢而可取。由是午前卯后,太阴生而疾温;离左酉南,月朔死而速冷⑥。循扪弹怒,留吸母而坚长;爪下伸提,疾呼子而嘘短。动退空歇,迎夺右而泻凉;推纳进搓,随济左而补暖⑦。

　　慎之! 大患危疾,色脉不顺而莫针⑧;寒热风阴,饥饱醉劳而切忌。望不补而晦不泻,弦不夺而朔不济⑨。精其心而穷其法,无灸⑩艾而坏其肝;正其理而求其原,免投针而失其位。避灸处而和四肢,四十有九;禁刺处而除六俞,二十

---

　　① 瘫厥偏枯,迎随俾经络接续:对于四肢厥冷的麻痹,中风半身不遂等病症,必须接气通经,来通调气血,具体使用的方法就是应用针向迎随补泻的方法。

　　② 大抵疼痛实泻,痒麻虚补:是一种互文的手法,说明不论疼痛痒麻,都必须辨明虚实而后方行补泻。

　　③ 飞虎:即支沟。

　　④ 头风头痛,刺申脉与金门:金门为膀胱经的郄穴,治疗头痛,阳经的郄穴可治本经循行部位的急性病、疼痛病症。

　　⑤ 泻阴郄,止盗汗,治小儿骨蒸:阴郄为心经的郄穴,治疗盗汗,阴经的郄穴可治疗血症、汗证。

　　⑥ 午前卯后,太阴生而疾温;离左酉南,月朔死而速冷:日月消长对于人体气血有影响,应当效法日月阴阳旺衰而施补泻针法,这是秉承天人相应的观点。

　　⑦ 循扪弹怒,留吸母而坚长;爪下伸提,疾呼子而嘘短。动退空歇,迎夺右而泻凉;推纳进搓,随济左而补暖:包括循、扪、弹、捻、进、退、出、内、弩、搓、爪切、伸、提等指法,有提插、呼吸、捻转补泻法,使机体出现凉热的反映。于后世《金针赋》就据此首先提出了烧山火、透天凉具体凉热补泻的操作,《针灸大成》对于《金针赋》的针法做了简化,至今仍用,但没有规范统一。

　　⑧ 色脉不顺而莫针:脉象与疾病不相符者,不可针刺。《灵枢·逆顺》说:“无刺病与脉相逆者。”《灵枢·邪气脏腑病形》云:“诸小者,阴阳形气俱不足,勿取以针。”《伤寒论》也注重脉象和针灸禁忌,“微数之脉,慎不可灸”,若犯禁忌,则难免发生“火气虽微,内攻有力,焦骨伤筋,血难复也”的变证。《针灸问对》说:“若病人形气不足,病来潮作之时,病气亦不足,此阴阳俱不足也,禁用针。”

　　⑨ 望不补而晦不泻,弦不夺而朔不济:在一月之中,望日(十五),月体充盈而圆,人体气血旺盛,当施泻法而非补法,若妄然施补法,则易产生不良后果。

　　⑩ 灸:原作“究”,据《玉龙经》改。

有二①。

　　抑又闻,高皇抱疾未瘥,李氏针巨阙而后苏;太子暴死为厥,越人针维会而复醒。肩井、曲池,甄权刺臂痛而复射;悬钟、环跳,华佗刺躄足而立行。秋夫针腰俞而鬼免沉疴;王纂针交俞而妖精立出。刺肝俞与命门,使瞽士视秋毫之末;取少阳与交别,俾聋夫听夏蚋之声。

　　嗟夫! 去圣逾远,此道渐坠。或不得意而散其学,或衍其能而犯禁忌。愚庸志浅,难契于玄言;至道渊深,得之者有几。偶述斯言,不敢示诸明达者焉,庶几乎童蒙之心启。

《标幽赋》

<hr/>

　　①　避灸处而和四肢,四十有九;禁刺处而除六俞,二十有二:禁刺的 22 个穴位,以及禁灸的 49 个穴位。《素问·刺禁论》指出:"刺中心,一日死,其动为噫;刺中肝,五日死,其动为语……""刺头中脑户,入脑立死。"禁针处多是重要的动静脉、神经和脏器。由于古今针具的变化,艾灸方式不同,医疗水平的提高,抢救措施的进步,对于禁针、禁灸问题,应当谨慎对待,避免危险状况的发生。

《通玄指要赋》

原著 窦汉卿

校注说明

《通玄指要赋》又称《流注指要赋》,载于《针经指南》,为窦汉卿继承业师李浩的经验而写成的赋文,总结了颈项强痛、腰腿疼痛、呆痴等 50 余种病证的取穴,常用腧穴有太冲、人中、神门、风府、风池、听会、合谷、足三里、后溪等。《通玄指要赋》先为元代罗天益《卫生宝鉴》所引载,并作简注,之后杜思敬《济生拔粹》收载,明代徐凤《针灸大全》《针灸聚英》《针灸大成》《医学纲目》以及清代《针灸逢源》均收载。

现存《针经指南》均出自窦桂芳校刊《针经四书》,本次校注《通玄指要赋》以罗氏竹坪堂成化九年翻刻本为底本,以《玉龙经》《普济方》《卫生宝鉴》等为他校本。

本次校注的具体原则:

1. 全文采用简体横排,并加以现代标点符号。

2. 凡底本中异体字、俗写字、古字,均径改不出校。

3. 凡底本与校本互异,若显系底本有误、脱、衍、倒者,则据他校本或本书前后文例、文义改之、补之、删之,并出校注明。若怀疑底本有误、脱、衍、倒者,则不改动原文,只出校注明疑误理由。若底本因纸残致脱文字者,凡能据字形轮廓或医理可以大体判定出某字者,则补其字,或在注文中注明应补某字。凡底本无误,校本有误者,一律不出校。

4. 底本引录他书文献,虽有删节或缩写,但不失原意,不改。

5. 对难字、僻字、异读字,采用汉语拼音加直音的方法加以注音,并释字义;对费解的专用名词或术语加以注释;对通假字予以指明,并解释其假借义。

题 辞

望闻问切,惟明得病之源;补泻迎随,揭示用针之要。予于是学,始迄于今。虽常覃思以研精,竟未钩玄而赜隐。哦经传之暇日,承外舅之训言。云及世纷,孰非兵扰。其人也,神无依而心无定;或病之,精必夺而气必衰。兼万国因乱而隔殊,医物绝商而那得。设方有效,历市无求,不若砭功,立排疾势。乃以受教,遂敏求师。前后谨十七年,晓会无一二辈。后避屯于蔡邑,方获诀于李君。斯人以针道救疾也,除疼痛于目前,愈瘵疾于指下,信所谓伏如弩,应若发机。万举万全,百发百中者也。加以好生之念,素无窃利之心。尝谓予曰,天宝不泄于非人,圣道须传于贤者。仆不自揆,遂伸有求之恳,获垂无吝之诚。授穴之秘者四十有三,疗疾而弗瘳者万千无一。遂铭诸心而著之髓,务拯其困而扶其危。而后除疼痛迅若手拈,破结聚涣如冰释。夫针也者,果神矣哉!然念兹穴俞而或忘,借其声律则易记。辄裁八韵,赋就一篇。讵敢匿于己私,庶共传于同志。

壬辰重九前二日谨题

通玄指要赋

必欲治病,莫如用针。巧运神机之妙,工开圣理之深。外取砭针,能蠲邪而扶正;中含水火,善回阳而倒阴。

原夫络别支殊,经交错综。或沟池溪谷之歧异,或山海丘陵而隙共。斯流派以难揆,在条纲而有统。理繁而昧,纵补泻以何功;法捷而明,自迎随而得用。

且如行步难移,太冲最奇。人中除脊膂之强痛,神门去心性之呆痴①。风

---

① 神门去心性之呆痴:心藏神、主神志,神门有安神益智的作用,治疗心系之痴呆症。

伤项急,始求于风府;头晕目眩,要觅于风池①。耳闭须听会而治也,眼痛则合谷以推之②。胸结身黄,取涌泉而即可;脑昏目赤,泻攒竹以偏宜。若两肘之拘挛,仗曲池而平扫;四肢之懈惰,凭照海以消除③。牙齿痛吕细堪治④,颈项强承浆可保。太白宣导于气冲⑤,阴陵开通于水道。腹膜而胀,夺内庭兮休迟⑥;筋转而疼,泻承山而在早。

　　大抵脚腕痛,昆仑解愈;股膝疼,阴市能医。痫发癫狂兮,凭后溪而疗理⑦;疟生寒热兮,仗间使以扶持。期门罢胸满血膨而可已⑧,劳宫退胃翻心痛亦何疑。稽夫大敦去七疝之偏坠,王公谓此;三里却五劳之羸瘦,华老言斯⑨。

　　固知腕骨祛黄⑩,然谷泻肾。行间治膝肿、目疾⑪,尺泽去肘疼、筋紧⑫。

―――――――――

　　① 风伤项急,始求于风府;头晕目眩,要觅于风池:感受风寒,项强、头晕、目眩为病机十九条中的"诸暴强直,皆属于风"以及"诸风掉眩,皆属于肝"的病机范畴。伤于风者,上先受之,外感风寒,可以起头痛、项强,活动不利;中风后半身不遂,舌緩、舌强不语为内风所致;破伤风也可致项强、痉挛,这三种疾病皆可取督脉的风府,以疏风、息风、止痉。头晕、目眩多由肝肾阴虚、虚阳上浮所致,肝胆互为表里,取胆经的风池,则有平肝潜阳、息风止眩的作用。
　　② 眼痛则合谷以推之:目疾暴发见目赤肿痛者,多为风火所致,取手阳明大肠经的原穴合谷,则有祛风清热、消肿止痛之效。
　　③ 四肢之懈惰,凭照海以消除:四肢懈惰指倦怠嗜卧、四肢无力,多由气血虚弱、肾阴不足所致,足少阴肾经的照海,通于阴跷脉,跷脉主肢体的活动,照海有滋阴补肾、补精益髓的功能,故可治四肢懈惰。
　　④ 牙齿痛吕细堪治:牙齿疼痛有虚火、实火之别,实火多由风热或胃火上炎所致,虚火则多因肾阴不足、虚火上炎而生,取太溪(吕细)即足少阴肾经的输穴、原穴,可滋阴降火而治虚火上炎之牙齿痛。
　　⑤ 太白宣导于气冲:太白有健脾益气的功效可治疗脾胃病。
　　⑥ 腹膜而胀,夺内庭兮休迟:"腹膜而胀"即符合病机十九条中"诸胀腹大,皆属于热"以及《素问·脉要精微论》的"胃脉实则胀"的病机,"夺内庭兮休迟"即是胃中湿热成胀取内庭治疗。
　　⑦ 痫发癫狂兮,凭后溪而疗理:癫痫病发病时见脊强反折、神志昏迷的症状,后溪通于督脉,督脉行于巅,脑为髓海,针刺后溪有醒脑开窍、通督益神的功用。
　　⑧ 期门罢胸满血膨而可已:胸满血膨多为肝脾失调、瘀血内停所致,期门为足厥阴肝经之募穴,肝藏血,肝经循行散布于胸胁部,有支脉上注肺,故取募穴期门有疏肝攻积、活血化瘀的作用。
　　⑨ 大敦去七疝之偏坠,王公谓此;三里却五劳之羸瘦,华老言斯:取肝经的本穴大敦治疗各类疝气,胃经本穴足三里治疗五劳。足厥阴肝经自足沿下肢内侧上行,绕阴器,至少腹。疝气多为肝经及其脏腑之病变,肝属木,大敦为肝经之井木穴,为肝经本穴,有疏调肝气、通经活络的作用,为治疝气之要穴。多用灸法。足三里穴为胃经的土穴,也为本穴,为治脾胃疾患的要穴,脾胃为后天之本,气血生化之源,脾胃气虚、中气不足所致五脏之虚劳,则为五劳。取足三里健脾益气、补益中气,为治本之法。
　　⑩ 腕骨祛黄:黄疸为饮食肥甘厚腻,或饮食不洁,湿热内蕴肝胆、肠胃所致,腕骨为手太阳小肠经的原穴,有清热化湿、利胆退黄之功能。
　　⑪ 行间治膝肿、目疾:肝属木,肝的实热证,宜"实则泻其子",故取肝经的火穴行间。
　　⑫ 尺泽去肘疼、筋紧:肺属于金,肺的实证,宜"实则泻其子",故取肺经的水穴尺泽。

目昏不见,二间宜取①;鼻窒无闻,迎香可引。肩井除两臂难任,丝竹疗头疼痛不忍。咳嗽寒痰,列缺堪治②;眵瞙冷泪,临泣尤准③。髋骨将腿疼以祛残,肾俞把腰疼而泻尽④。以见越人治尸厥于维会,随手而苏;文伯泻死胎于阴交,应针而陨。

圣人于是察麻与痛,分实与虚。实则自外而入也,虚则自内而出欤。是故济母而裨其不足,夺子而平其有余⑤。观二十七之经络,一一明辨;据四百四之疾症,件件皆除。故得夭枉都无,跻斯民于寿域;几微以判,彰往古之玄书。

抑又闻:心胸病,求掌后之大陵⑥;肩背患,责肘前之三里。冷痹肾败,取足阳明之土;连脐腹痛,泻足少阴之水⑦。脊间心后者,针中渚而立痊;胁下肋边者,刺阳陵而即止。头项痛,拟后溪以安然⑧;腰脚疼,在委中而已矣。夫用针之士,于此理苟能明焉;收祛邪之功,而在乎捻指。

---

① 目昏不见,二间宜取:大肠属于金,大肠见有实证时,宜"实则泻其子",故取大肠经的水穴二间。

② 咳嗽寒痰,列缺堪治:风寒外感,咳嗽发作;寒痰为清冷稀涎,当属肺脾肾真阳虚衰、水液停滞,列缺穴不仅为肺经之络穴,更可通于任脉,取之有宣肺散寒、振奋阳气、温化水湿的作用。

③ 眵瞙冷泪,临泣尤准:肝开窍于目,肝与胆相表里,足临泣通于阳维脉,肝胆湿热、肝肾不足而致的眵瞙冷泪可取足临泣治疗。

④ 肾俞把腰疼而泻尽:腰为肾之府,也是肾脏之外廓,肾乃真阳之根源,肾俞是足太阳膀胱经的背俞穴,主治内外伤腰痛均有特效。阳虚者宜加灸,泻尽是指泻尽病邪,起到治本的作用而言。

⑤ 济母而裨其不足,夺子而平其有余:即言"补母泻子法"。

⑥ 心胸病,求掌后之大陵:大陵有宽胸理气的作用,可治疗心胸疾患。

⑦ 连脐腹痛,泻足少阴之水:寒邪侵袭肾经所发生的脐腹疼痛,可取肾经的水穴阴谷,因为肾为水脏,阴谷为水穴即本经本穴。阴谷可治肾脏的各种疾患,肾阳不足施以艾灸以温肾补阳,肾阴不足者施以针刺补法以滋阴补肾。

⑧ 头项痛,拟后溪以安然:项强、头痛取后溪,后溪通督脉。

《东垣试效方》

原著　李东垣

整理　罗天益

校注说明

　　李杲(1180～1251年),金元四大著名医学家之一,"补土派"代表医家,字明之,真定(今河北省正定县)人。真定为战国时赵地,秦时置地东垣县,故李杲晚年号"东垣老人",清代"真定"改为"正定"。李杲师从张元素,深得其传,并与1232年迁居山东聊城、东平一带,在山东境内居住12年,以医为业,在此积累了丰富的临床经验,为其学生思想的形成打下了坚实的基础,在此期间开始撰写《内外伤辨惑论》,回到河北后,对未完成的书稿加以补充、完善,1249年刊行于世。李东垣在针灸方面造诣亦颇深,被后世称为"东垣针法"。

　　《东垣试效方》亦名《东垣先生试效方》《东垣效验方》,系由李东垣弟子罗天益所整理、编辑,书成于元至元三年(公元1266年)。

　　全书九卷,分二十四门,卷首载砚坚述"东垣老人传"、王博文及砚坚二人序,卷一为药象、饮食劳倦、躁热发热三门,卷二为心下痞、中满腹胀、五积、心胃及腹中诸痛四门,卷三为呕吐、衄血吐血、消渴、疮疡四门,卷四为妇人、小儿二门,卷五为头痛、眼、鼻不闻香臭三门,卷六为牙齿、腰痛二门,卷七为大便结燥、痔漏、泻痢肠澼三门,卷八为小便淋闭、阴痿阴汗及躁臭二门,卷九为杂方门。每门有论、有方、有治验,全书列论三十篇,方二百四十一首,病案三十四则。书中所载内容,补东垣先生他书(《内外伤辨》《脾胃论》《兰室秘藏》《医学发明》)所未见者多,故是书内容具有重要的学术价值。

　　本次校注整理以1984年上海科学技术出版社据明倪维德校订本影响印本为底本,以《内外伤辨》《脾胃论》等为他校本。

　　本次校注的具体原则:

　　1. 全文采用简体横排,并加以现代标点符号。

　　2. 凡底本中异体字、俗写字、古字,均径改不出校。

　　3. 凡底本与校本互异,若显系底本有误、脱、衍、倒者,则据他校本或本书前后文例、文义改之、补之、删之,并出校注明。若怀疑底本有误、脱、衍、倒者,则不改动原文,只出校注明疑误理由。若底本因纸残致脱文字者,凡能据字形轮廓或医理可以大体判定出某字者,则补其字,或在注文中注明应补某字。凡底本无误,校本有误者,一律不出校。

4. 底本引录他书文献,虽有删节或缩写,但不失原意,不改。

5. 对难字、僻字、异读字,采用汉语拼音加直音的方法加以注音,并释字义;对费解的专用名词或术语加以注释;对通假字予以指明,并解释其假借义。

序　一

　　东垣先生，受学于易上老人张元素，其积力久，自得于心，其法大概有四，曰：明经、别脉、识证、处方而已。谓不明经，则无以知天地造化之蕴；不别脉，则无以察病邪之所在，气血之虚实；不识证，则不能必其病之主名以疗之；不处方，则何以克其必效。故先生每治人之疾，先诊其脉，既别脉矣，则必断之曰此某证也，则又历诵其《难》《素》诸经之旨，以明其证之无差，然后执笔处方，以命其药味，君臣佐使之制，加减炮制之宜，或丸、或散，俾病者饵之，以取其效，一洗世医胶柱鼓瑟、刻舟觅剑之弊，所以为一代名工者以此也。今太医罗君谦父，师先生有年，得尽传其平生之学，亦为当世闻人，今将此方厘为九卷，镂梓以传，不独使其师之术业表见于世，抑亦惠天下后学之士，俾获安全之利也。其用心之忠厚，诚可嘉尚，故乐为序其端。

　　噫！先生此方，特立法之大纲耳，不知变者，欲以治疾，或有不效，则尤之曰，此制方之不精也，则误矣。孟子曰：梓匠轮舆，能与人规矩，不能使人巧。又曰：大匠不为拙工改废绳墨，羿不为拙射变其彀率，引而不发，跃如也，中道而立，能者从之。吾于此书亦云。先生姓李氏，讳杲，字明之，东垣其自号云。

　　至元十七年，岁次庚辰清明后二日通议大夫燕南河北道提刑按察使东鲁王博文序

序　二

　　医之用药，犹将之用兵。兵有法，良将不拘于法；药有方，良医不拘于方。非曰尽废其旧也，昔人因病制方，邪之微甚、人之虚实，莫不详辨而参酌之，然后随其六气所侵，脏腑所受，剂品小大，平毒多寡，适与病等，丝发不舛，故投之

无不如意。后人不揣其本,而执其方,但曰此方治此病,幸而中者时有之,不幸而误者固多矣。谚云:看方三年,无病不治;医病三年,无方可治。斯言虽鄙,切中世医之病。东垣老人李君明之,可谓用药不拘于方者也。凡求治者,以脉证别之,以语言审之,以《内经》断之,论证设方,其应如响,间有不合者,略增损辄效。盖病之变无常,君之方与之无穷,所以万举万全也。

罗谦父受学其门,君尝令以疗病所制方录之甚悉,月增岁益,浸以成编。凡有闻于君者,又辑而为论,将板行于世以广君之道。抑予闻李君教人,讲释经书之暇,每令熟读本草,川陆所产,治疗所主,气味之厚薄,补泻之轻重,根茎异用,花叶异宜,一一精究。初不以方示之,意盖有在矣。谦父不私所有,推以及人,善则善矣。李君教人之本意,殆不然也。君所著《医学发明》《脾胃论》《内外伤辨》《药象论》等书,皆平日究心,将以惠天下后世者,必须合数书而观之,庶知君制方之旨,免泥而不通之患。若持此编,谓君之能尽在,是非李君所望于后人也。

至元三年立春后五日邙城砚坚序

卷一　药象门

标本阴阳论

天,阳,无,圆,气,上,外,升,生,浮,昼,动,轻,燥,六腑。

地,阴,有,方,血,下,内,降,杀,沉,夜,静,重,湿,五脏。

夫治病者,当知标本。以身论之,则外为标,内为本;阳为标,阴为本。故六腑属阳为标,五脏属阴为本,此脏腑之标本也。又五脏六腑在内为本,各脏腑之经络在外为标,此脏腑经络之标本也。更人身之脏腑、阴阳、气血、经络,各有标本也。以病论之,先受病为本,后传流病为标。凡治病者,必先治其本,后治其标。若先治其标,后治其本,邪气滋甚,其病益畜;若先治其本,后治其标,虽病有十数证皆去矣。谓如先生轻病,后滋生重病;亦先治轻病,后治重病，如是则邪气乃伏，盖先治本故也。若有中满，无问标本，先治中满，谓其急也。若中满后，有大小便不利，亦无问标本，先利大小便，次治中满，谓尤急也。除大小便不利及中满三者之外，皆治其本，不可不慎也。

从前来者为实邪，从后来者为虚邪，此子能令母实，母能令子虚是也。治法云，虚则补其母，实则泻其子。假令肝受心火之邪，是从前来者，为实邪，当泻其子火也。然非直泻其火，十二经中各有金、水、木、火、土，当木之分，泻火也。故《标本论》云：本而标之，先治其本，后治其标。即肝受火邪，先于肝经五穴中泻荥火行间①穴是也；后治其标者，于心经五穴内，泻荥火少府②穴是也。以药论之，入肝经药为之引，用泻心火药为君，是治实邪之病也。假令肝受肾邪，是从后来者，为虚邪，虚则补其母。故《标本论》云：标而本之，先治其标，后治其本。即肝受水邪，当先于肾经涌泉③穴中补木，是先治其标；后于肝经曲泉④穴中泻水，是后治其本。此先治其标者，推其至理，亦是先治其本也。以药论之，入肾经药为引，用补肝经药为君是也。

用药法象

天有阴阳，风寒暑湿燥火，三阴三阳上奉之。温凉寒热，四气是也。温热者，天之阳也；凉寒者，天之阴也。此乃天之阴阳也。

地有阴阳，金水木火土，生长化收藏下应之。辛甘淡酸苦咸五味是也，皆象于地。辛甘淡者，地之阳也；酸苦咸者，地之阴也。此乃地之阴阳也。

味之薄者为阴中之阳，味薄则通，酸苦咸平是也；味之厚者为阴中之阴，味厚则泄，酸苦咸寒是也。气之厚者为阳中之阳，气厚则发热，辛甘温热是也；气之薄者为阳中之阴，气薄则发泄，辛甘淡平寒凉是也。

---

① 行间：本经泻子法，肝火实证取本经之子穴行间，实则泻其子。
② 少府：异经泻子法，肝火实证取子经之子穴少府，实则泻子经子穴。
③ 涌泉：异经补母法，肝之虚证取母经之母穴涌泉，虚则补母经母穴。
④ 曲泉：本经补母法，肝之虚证取本经之母穴曲泉，虚则补本经母穴。

用药升降浮沉补泻法

肝胆：味,辛补酸泻;气,温补凉泻肝胆之经,前后寒热不同,逆顺互换,入求责法。

心小肠：味,咸补甘泻;气,热补寒泻三焦、命门补泻同。

脾胃：味,甘补苦泻;气,温凉寒热,补泻各从其宜逆从互换,入求责法。

肺大肠：味,酸补辛泻;气,凉补温泻。

肾膀胱：味,苦补咸泻;气,寒补热泻。

五脏更相平也,一脏不平,所胜平之,此之谓也。故云：安谷则昌,绝谷则亡。水去则荣散,谷消则卫亡,荣散卫亡,神无所居。又仲景云：水入于经,其血乃成;谷入于胃,脉道乃行。故血不可不养,卫不可不温。血温卫和,荣卫将行,常有天命矣。

五方之正气味 制方用药附

东方甲风乙木,其气温,其味甘,在人以胆、肝应之。

南方丙热丁火,其气热,其味辛,在人以心、小肠、三焦、包络应之。

中央戊湿,其本气平,其兼气温凉寒热,在人以胃应之;己土,其本味咸,其兼味辛甘酸苦,在人以脾应之。

西方庚燥辛金,其气凉,其味酸,在人以大肠、肺应之。

北方壬寒癸水,其气寒,其味苦,在人以膀胱、肾应之。

人乃万物中一也,独阳不生,独阴不长,须禀两仪之气而生化也。圣人垂世立教,不能浑说,必当分析。以至理而言,则阴阳相符不相离,其实一也,呼则因阳出,吸则随阴入,天以阳生阴长,地以阳杀阴藏。此上说止明补泻用药。君之一也,故曰主病者为君。用药之机会,要明轻清成象,重浊成形;本乎天者亲上,本乎地者亲下,则各从其类也。清中清者,清肺以助其天真;清中浊者,荣华腠理。浊中清者，荣养于神；浊中浊者，坚强骨髓。故《至真要大论》云：五味阴阳之用，辛甘发散为阳，酸苦涌泄为阴，淡味渗泄为阳，咸味涌泄为阴。六者或收、或散、或缓、或急、或燥、或润、或软、或坚，各以所利而行之，调其气使之平也。

帝曰：非调气而得者，治之奈何？有毒无毒，何先何后，愿闻其道。

曰：有毒无毒，所治为主，适大小为制也云云。君一臣二制之小也，君一臣三佐五制之中也，君一臣三佐九制之大也。寒者热之，热者寒之，微者逆之，甚者从之，坚者削之，客者除之，劳者温之，结者散之，留者行之，燥者润之，急者缓之，散者收之，损者温之，逸者行之，惊者平之，上之下之，摩之浴之，薄者劫之，开之发之，适事为故。各安其气，必清必静，则病气衰去，归其所宗，此治之本体也。

帝曰：反治何谓？

岐伯曰：热因热用，寒因寒用，塞因塞用，通因通用，必伏其所主，而先其所因，其始则同，其终则异，可使破积。可之今人目盲。

药象气味主治法度

猪苓_{甘平}，除湿，此诸淡渗药大燥亡津液，无湿证勿服。

灯草、通草_{甘平}，通阴窍涩不利，利小水，除水肿癃闭，与琥珀同。

滑石_{甘寒滑}，治前阴窍涩不利，性沉重，能泄气，上令下行，故曰滑则利窍，不可同淡渗诸药用同。

葵菜_{甘寒滑}，能利大便、小便，目病人不可服，诸热病后，服之令人目盲。

苍术_{甘温}，主治与白术同，若除上湿、发汗，功最大；若补中焦除湿，力小于白术。

白芍药_{酸微寒}，补中焦之药，得炙甘草为辅，治腹中疼之圣药也。如夏中热腹疼，少加黄芩，其病立止。若病人春夏秋三时腹疼，亦少加黄芩。若恶寒腹疼，只少加肉桂一钱、白芍药三钱、炙甘草一钱半，此三味为治寒腹疼，此仲景神品药也。如深秋腹疼，更加桂二钱。如冬月大寒腹中冷痛，加桂作二钱半，水二盏煎服。

肉桂_{大辛热}，补下焦热火不足，治沉寒之病及自汗，春夏二时为禁药也。

当归_{辛甘温}，能和血补血，用尾破血，身和血。先使温水洗去土，酒制过，或焙或晒干，方可用入药，血病须用。

熟地黄_{苦寒}，酒洒久蒸如乌金，假酒力则微温大补，血衰之人须用之药，善黑髭发，大忌食萝卜。

生地黄_{苦寒}，凉血补血，补肾水真阴不足，此药大寒，宜斟酌用之，多服恐损人胃气。

川芎_{辛温}，补血，治血虚头痛之圣药也。如妊娠妇人，胎动数月，加当归，二味各一钱半或二钱，水煎服之，神验。

橘皮_{微苦温}，能益气，加青皮减半，去气滞，推陈致新。若补脾胃，不去白；若理胸中，补肺气，去白用红。

厚朴_{辛温}，_{紫色厚者佳}，能除腹胀，若元气虚弱，虽腹胀宜斟酌用之。如寒服不可用多，是大热药中兼用，结者散之神药，误服脱元气，切禁。

柴胡_{微苦平}，除虚劳寒热，解肌热，去早晨潮热，此少阳、厥阴行经之药也。妇人产前、产后，须用之药。善除本经头痛。若本经病，非他药能止也。治心下痞、胸胁疼神药也。

升麻_{苦平微寒}，此足阳明胃、足太阴脾行经药也。若补其脾，非此药为引用，行其本经，不能补此二经。并得葱白、香白芷之类，亦能走手阳明、太阴，非此四经不可用也。能解肌肉间热，此手、足阳明经伤风之的药也。

葛根①_{甘平}，治脾胃虚弱而渴，除胃热，善解酒毒，通行足阳明经之药。

枳壳_{甘寒}，治脾胃痞塞，泄肺气。

槟榔②_{辛温}，治后重如神，性如铁石之沉重，能坠诸药至于下极。

槐实_{微苦寒}，利胸中气，消膈上疾。

半夏_{辛苦热}，治寒痰及形寒饮冷伤肺而咳，大和胃气，除胃寒进食，治太阴

---

① 葛根：通督脉，颈椎病、腰椎病可用之，内服、外用均可。
② 槟榔：口嚼槟榔不宜频次太多，否则有引起口腔癌的可能。

经痰厥头疼，非此药不能除也。

天南星^{苦平}，治形寒饮冷伤肺，风寒痰嗽。

佛耳草^{酸热}，治寒嗽及痰涎，除肺中寒，大升肺气，少用款冬花为之使，过食损目。

草豆蔻^{大辛热}，治风寒客于胃口，善去脾寒及客寒心疼、胃疼，如神。

益智仁^{大辛热}，治脾胃中寒邪，和中益气，治多唾，当于补中药内兼用之，不可多服。

吴茱萸^{辛苦大热}，治寒在咽嗌，噎塞胸膈不利。《经》言：膈咽不能，食不下，令人口开目瞪，寒邪所隔，气不得上下。此病不已，令人寒中，腹满膜胀。下泄寒气如神，诸药不能代也。

牡丹皮^{甘寒}，治肠胃积血及衄血、吐血，必用之药味也。

羌活^{①苦甘平微温}，治肢节疼痛为君，通利诸节如神，手、足太阳风药也。加川芎治足太阳、少阴头痛药也。

独活^{②苦甘平微温}，足少阴肾经行经药也，若与细辛同用，治少阴经疼如神。一名独摇草，得风不摇，无风自摇动。

防风^{③辛温}，疗风通用，泻肺实如神，散头目中滞气，除上焦风邪之仙药也。误服泻人上焦元气。

藁本^{大辛温}，气力雄壮，此太阳经风药也，治寒邪结郁于本经，治头疼脑痛，大寒犯脑痛，齿亦痛之药。亦治风通用，气力雄壮也。

细辛^{大辛温}，治少阴头疼如神，当少用之，独活为使，为主用药也。

蔓荆子^{辛温}，大轻清，治太阳经头疼、头昏闷，除目暗，散风邪之药也。若胃气虚之人，不可服，恐生痰疾。

石膏^{大寒甘辛}，治足阳明经中热，发热、恶热、燥热、日晡潮热，自汗，小便涩赤，大渴引饮，身体肌肉壮热，苦头痛之药，白虎汤是也。善治本经头痛。若无以上证，勿多服。多有脾胃虚劳形体病证，初得之时，与此有余证同，医者不识而误与之，不可胜救也。

---

① 羌活：治疗上肢疼痛多用，可配伍桑枝。
② 独活：治疗下肢疼痛多用，可配伍牛膝。
③ 防风：风证均可用之，内风、外风均可，中风病亦常用。

香白芷_{大辛温}，治手阳明经头疼，中风寒热，解利之药也。以四味升麻汤加之，通行手、足阳明经也。

黄柏_{大苦寒}，又辛寒，治肾水膀胱不足，诸痿厥脚膝无力。于黄芪汤中少加用之，使两足膝中气力如涌出，痿即去矣。蜜炒为细末，治口疮如神。瘫痪必用之药也。

知母_{大辛寒}，又苦寒，泻足阳明经火热圣药也，大寒益肾水膀胱，用之如神。

桃仁_{辛甘润}，治大便血结、血秘、血燥，通润大便。七宣丸中用专治血结，破血。

郁李仁_{甘润}，治大便气结燥涩滞不通。七圣丸中用专治气燥。

大麻子仁_{辛甘润}，治风燥大便不通。

皂角子仁_{辛燥润}，其性得湿则滑，亦治风在肠中，为燥结不通。

杏仁_{甘润、辛润}，除肺中燥，治气燥在胸膈。

白豆蔻仁_{大辛温}，荡散肺中滞气。

缩砂仁_{辛温}，治脾胃气结滞不散。

木香_{辛苦温}，除肺中滞气，若疗中下焦气结滞，须用槟榔为使。

麦门冬_{微苦寒}，治肺中伏火，脉气欲绝，加五味子、人参，三味同煎服，为之生脉散，补肺中元气不足须用之药。

黑附子_{大辛热}，其性走而不守，亦能除胃中寒甚。以白术为佐，谓之术附汤，除寒湿之圣药也。温药中少加之，通行诸经，引用药也。治经闭。

川乌_{大辛热}，疗风痹、血痹、寒痹，半身不遂，行经药也。

玄参_{微苦寒}，治足少阴肾经之君药也，治本经须用。

山栀子_{微苦寒}，治心烦懊恼，欲眠而不得眠，心神颠倒欲绝，血滞小便不利。

威灵仙①_{苦温}，主诸风湿冷，宣通五脏，去腹内痃滞，腰膝冷痛。

天麻_{甘平}，治风痰眩运头痛。

薄荷叶_{辛苦}，疗贼风、伤寒，发汗，主清利头目，破血利关节，治中风失音，小儿风痰，新病差人不可服之，令虚汗不止。

---

① 威灵仙：有软化骨刺的作用。足跟骨刺，以此药煎汤溶之，每日 1 次，每次 40 分钟。

秦艽苦辛微温，疗风湿痹，寒热邪气，下利小水，治五种黄病，解酒毒。

黍粘子辛平，主明目，补中除风，出痈疽疮头，治咽膈不利。

桔梗辛苦微温，治咽喉痛，利肺气。

麻黄苦微温，若去节，发太阳、少阴经汗；不去节，止太阳、少阴经汗。

荆芥穗辛温，清利头目。

干姜①大辛热，治沉寒痼冷，肾中无阳，脉气欲绝，黑附子为使，多用水同煎二物，姜附汤是也。亦治中焦有寒。

蜀椒辛温大热，主咳逆上气，散风邪，温中，明目，下乳汁。

茴香辛平，主诸瘘，霍乱，治脚气，补命门不足，并肾劳疝气，止膀胱及阴痛，开胃下食，助阳道，理小肠气。

丁香②辛温，温脾胃，止霍乱，消痃癖气胀、反胃、腹内冷痛。

红花辛温，主产后血运口噤，腹内恶血。

藿香甘微温，助脾胃，治呕吐，疗风水毒肿，去恶气，霍乱心痛。

干生姜辛大温，主伤寒头痛，鼻塞上气，止呕吐，治痰嗽，与生者并相同。与半夏等分，主治心下急痛。

良姜辛大热，主暴冷，胃中冷逆，霍乱腹痛，解酒毒。

玄胡索辛温，主破血，止少腹痛，产后诸疾，妇人月事不调。

青皮辛温，主胸膈气滞，下食破积。

蓬莪茂苦辛温，除积聚。

当归甘辛温，主癥癖，破恶血，妇人产后恶物上冲，去诸疮疡，疗金疮恶血，温中润燥止痛。

阿胶甘平微温，主心腹痛，内崩，补虚安胎，坚筋骨，和血脉，益气止痢。

诃黎勒苦温，主心腹胀满，不下饮食，消痰下气，通利津液，破胸膈结气，治久痢，疗肠风泻血。

生甘草甘微寒，补脾胃不足，能大泻心火，须用之。

乌梅酸温，主下气，除热烦满，安心调中，治痢止渴，以盐为白梅，亦入除痰

---

① 干姜：胃寒证、脾肾阳虚证均可用。
② 丁香：内服、外用均可，外用时可助其他药物吸收。

药中用。

桑白皮_{甘寒}，主伤中，五劳六极，羸瘦，补虚益气。

枳实_{苦微寒}，除寒热，破结实，消痰癖，治心下痞，逆气胁痛。

犀角_{苦酸微寒}，主伤寒温病头病，解大热，散风毒，安心神，止烦闷，镇肝消痰明目，治中风失音，小儿麸豆，风热惊痫。

京三棱_{苦平}，主老癖痛，癥瘕结块，妇人血脉不调，心腹刺痛，破瘀血，消气胀。

木通_{甘平}，主小便不利，导小肠中热。

茵陈蒿_{苦平微寒}，治风湿热邪结于内。

地榆_{苦甘酸微寒}，治月经不止。小儿疳痢，疗诸疮，止脓血。《衍义》云性沉寒，入下焦，治血热痢疾。

香豉_{苦寒}，主伤寒头痛、寒热、脾气烦躁满闷。

连翘_{苦寒}，治寒热、鼠瘘、瘰疬、痈疽，诸恶疮肿瘤，结热虫毒，去白虫，主通利五淋，除心脏客热，排脓止痛。

地骨皮_{苦寒}，根大寒，子微寒，治表有风热实邪，自汗。

牡蛎_{酸平微寒}，主伤寒寒热，温疟，女子带下赤白，止汗，止心痛气结，涩大小肠，治心胁痞。

七方_{大、小、缓、急、奇、偶、复}

大，君一臣三佐九制之大也。又云：远而奇偶，制其大服也，大则数少，少则二_{之肾肝位远，服汤散，不厌频而多}。

小，君一臣二制之小也。又云：近而奇偶，制其小服也，小则数多，多则九_{之心肺位近，服汤散，不恶频而多}。

缓，补上治上，制以缓，缓则气味薄。又云：治主以缓，缓则治其本。

急，补下治下，制以急，急则气味厚。又云：治客以急，急则治其标。

奇，君一臣二奇之制也。又云：君二臣三奇之制也，阳数奇。

偶，君二臣四偶之制也。又云：君二臣六偶之制也，阴数偶。

复，奇之不去则偶之，是为重方也。

七方乃互为体用。

十剂宣、通、补、泄、轻、重、滑、涩、燥、湿

宣，可以去壅，姜、橘之属是也。通，可以去滞，木通、防己之属是也。补，可以去弱，人参、羊肉之属是也。泄，可以去闭，葶苈、大黄之属是也。轻，可以去实，麻黄、葛根之属是也。重，可以去怯，磁石、铁浆之属是也。滑，可以去着，冬葵子、榆白皮之属是也。涩，可以去脱，牡蛎、龙骨之属是也。燥，可以去湿，桑白皮、赤小豆之属是也。湿，可以去枯，白石英、紫石英之属是也。

只如此体皆有所属，所用药者，审而详之，则靡所失矣。陶隐居云：药有宣、通、补、泄、轻、重、滑、涩、燥、湿。此十种详之，惟寒、热二种何独见遗，如：寒，可以去热，大黄、朴硝之属是也。热，可以去寒，附子、官桂之属是也。今特补此二种，以尽厥旨。

察病轻重

凡欲疗病，先察其源，先候病机。五脏本虚，六腑未竭，血脉未乱，精神未散，服药必活；若病已成，可得半愈；病势已过，命将难全。自非明医，听声察色，至于诊脉，孰能知未病之病乎！

饮食劳倦门

饮食所伤论

《阴阳应象论》云：水谷之寒热，感则害人六腑。《痹论》云：阴气者，静则神藏，躁则消亡，饮食自倍，肠胃乃伤。此乃混言之也。分之为二，饮也、食也。饮者水也，无形之气也。因而大饮则气逆，形寒饮冷则伤肺，病则为喘咳、为肿满、为水泻，轻则当发汗、利小便，使上下分消其湿，解醒汤、五苓散，生姜、半夏、枳实、白术之类是也；如重而蓄积为满者，芫花、大戟、甘遂、牵牛之属利下之，此其治也。

食者物也，有形之血也，如《生气通天论》云：因饱而食，筋脉横解，肠澼为痔，或呕吐，或痞满，或下利肠澼，当分寒热轻重而治之。轻则内消，重则除下。如伤寒物者，半夏、神曲、干姜、三棱、广术、巴豆之类主之；如伤热物者，枳实、白术、青皮、陈皮、麦蘖、黄连、大黄之类主之。亦有宜吐者，《阴阳应象论》云，在上者，因而越之，瓜蒂散主之。然而不可过剂，过剂则反伤肠胃。盖先因饮食自伤，又加之以药过，故肠胃复伤，而气不能化，食愈难消矣。渐至羸困，故《五常政大论》云：大毒治病十去其六，小毒治病十去其七，凡毒治病不可过之，此圣人之深戒也。

劳倦所伤论

《调经篇》云：阴虚生内热。岐伯云：有所劳倦，形气衰少，谷气不盛，上焦不行，下脘不通，而胃气热，热气熏胸中，故内热。《举痛论》云：劳则气耗。劳则喘且汗出，内外皆越，故气耗矣。夫喜怒不节，起居不时，有所劳倦，皆损其气，气衰则火旺，火旺则乘其脾土；脾主四肢，故困倦无气以动，懒于语言，动作喘乏,表热自汗,心烦不安。当病之时,宜安心静坐,以养其气;以甘寒泻其火热,以酸味收其散气,以甘温补其中气。《经》言劳者温之,损者温之者是也。《金匮要略》云,平人脉大为劳,脉极虚亦为劳者矣。夫劳之为病,其脉浮大,手足烦热,春夏剧,秋冬差脉大者热邪也,极虚者气损也。春夏剧者,时助邪也;秋冬差者,时胜邪也。以黄芪建中汤治之,此亦温之之意也。夫上古圣人,饮食有节,起居有常,不妄作劳,形与神俱,百岁乃去,此谓治未病也。今时之人,去圣人久远,则不然,饮食失节,起居失宜,妄作劳役,形气俱伤,故病而后药之,是治其已病也。推其百病之源,皆因饮食劳倦,而胃气、元气散解,不能滋荣百脉,灌溉脏腑,卫护周身之所致也。故苍天之气贵清静,阳气恶烦劳。噫,饮食喜怒之间,寒暑起居之时,可不慎欤!

调中益气汤 治因饥饱劳役,损伤脾胃,元气不足,其脉弦或洪缓而沉,按之无力,中之下时得一涩,其证身体沉重,四肢倦懒,百节烦疼,胸满短气,膈咽不通,心烦不安,耳鸣耳聋,目有瘀肉,热壅如火,视物昏花,口中沃沫,饮食失味,怠惰嗜卧,忽肥忽瘦,溺色变或清利而数,或上饮下便,或夏月飧泄,腹中虚痛,不思饮食。

黄芪一钱　人参去芦,半钱　炙甘草半钱　陈皮二分　五味子七个　芍药三分　白术三分　当归五分　升麻二分　柴胡二分

《内经》云,劳则气耗,热则伤气,以黄芪、甘草之甘泻其热邪为主,以白芍药、五味子之酸能收耗散之气;又《经》云,劳者温之,损者温之,以人参甘温补气不足,当归辛温补血不足为臣;以白术、陈皮苦甘温除胃中客热,以养胃气为佐;升麻、柴胡苦平,味之薄者,阴中之阳,为脾胃之气下溜,上气不足,故从阴引阳以补之,又行阳明、少阳二经为使也。

上件㕮咀,作一服,水二盏,煎至一盏,去滓,温,食前服,所谓病在四肢血脉,空腹而在旦者也。如时显躁热,是下元阴火蒸蒸然发也,加生地黄二分;如无变证勿加,下皆仿此。

如大便虚坐不得,或大便了而不了,腹中常逼迫,皆血虚、血涩也。

如咳嗽,加五味子十粒;腹中气不转运者,更加陈皮三分、木香二分;身体沉重,虽小便数多,加茯苓二钱、苍术一钱、泽泻半钱、黄柏三分,是从权而去湿也,不可常用。兼足太阴已病,其脉亦终于心中,故湿热相合而生烦乱也。

如胃气不和,加汤洗姜制半夏五分。痰厥头疼,非半夏不能除,亦宜加之。此足太阴脾经之邪所作也。

如夏月,须加白芍药三分,以补肺气不足。

如春、夏腹痛,尤宜加芍药;恶热燥渴而腹痛者,更加白芍药半钱、生黄芩二分;恶寒腹痛,加中桂二钱,去黄芩,谓之桂枝芍药汤。

如冬月腹痛,不可用芍药,以太寒故也;只加干姜二分,或加半夏四分姜制。

如秋、冬胃脉四道,为冲脉所逆,并胁下少阳脉二道而反上行,病名曰厥逆,其证气上行而喘促,息有音而不得卧,用吴茱萸半钱或一钱,汤洗去苦,观厥气多少而用之。此病随四时为寒温凉热。如夏月有此证,为大热也,宜以下三味为丸治之:

黄连酒 拌湿,焙干　黄柏酒制　知母酒制

上件为细末,熟水为丸,如梧子大,每服一百丸,空心,多饮热汤送下,不令胃中停蓄,恐犯胃气。服毕少时,便以美膳压之,使速至下元,以泻冲脉之邪也。

大体治饮食劳倦所得之病,乃七损证也,宜以温平甘多辛少之药治之。《内经》云:劳者温之,损者温之,是其常治也。如四时见寒热病,或酒过多,或食辛热之物而作病,或居大寒大热处而益其病,或食冰水大寒物而作病,皆当临时制宜,加大寒、大热之药,以权治之,不可以为得效而常用之。盖为形气不足,随其助而便发也。故《黄帝针经》有云:从下上者引而去之,上气不足推而扬之上气者,心肺也,上焦元气也。阳病有阴,宜从阴引阳也。故以入肾肝下焦之药,引入甘多辛少之味,升发阳气而得上行,以补心肺上焦元气,使饮食入胃,脾精之气自然上行阳道,输精于皮毛、经络。欲使真气上行,先实其心肺,又从而去邪于腠理、皮毛。故《经》云:视前痛者,常先取之,以缪刺[①]泻营气之壅;其经络而痛者为血凝而不流,故先去之,而后治其他病也。

宽中进食丸

草豆蔻仁五钱　缩砂仁一钱半　半夏曲七钱　麦蘖曲炒黄,一两　枳实四钱,麸炒　神曲炒黄,五钱　炙甘草一钱半　干生姜一钱　陈皮三钱　木香半钱　白

---

① 缪刺:左病取右,右病取左,视络脉之壅滞者,刺之出血。

术二钱　白茯苓二钱　猪苓去黑皮，一钱　泽泻二钱　人参一钱　青皮一钱

上件为末，汤浸蒸饼为丸，如梧桐子大，每服三十丸，温水送下，食前。

和中丸　补胃进食。

干姜三钱　干生木瓜三钱　炙甘草二钱　陈皮四钱　人参二钱　白术三钱益智仁二钱

上件为末，用汤浸蒸饼，丸如梧桐子大，每服三五十丸，温水食前下。

论酒客病并治法

论酒大热有毒，气味俱阳，乃无形之物也。若伤之，则止当发散，汗出即愈矣，此最妙法也。其次莫如利小便。二者乃上下分消其湿，何酒病之有？今之酒病者，往往服酒癥丸大热之药下之，又用牵牛、大黄下之，使无形元气受病，反下有形阴血，乖误甚矣。酒性大热，已伤元气，而复重泻之，况亦损肾水真阴，及有形阴血俱为不足。如此则阴血愈虚，真水愈弱，阳毒之热大旺，反增其阴火，是谓元气消亡，其神何依，折人长命；虽不然，则虚损之病成矣。《金匮要略》云，酒疸下之，久久为黑疸，慎不可犯此，诚不若令上下分消其湿，当以葛花解醒汤主之。

葛花解醒汤

白豆蔻半两　砂仁半两　干生姜二钱　葛花半两　白茯苓一钱半　木香半钱陈皮去白，一钱半　青皮去白，三钱　猪苓去黑皮，一钱半　人参去芦，一钱半　白术二钱　泽泻二钱　神曲炒黄，二钱

上为极细末，秤，和匀，每服二钱匕，白汤调下，但得微汗，酒病去矣。此盖不得已而用，岂可恃赖，日月饮酒。此方气味辛辣，偶因酒病服之，则不能损元气，何者？敌酒病故也。勿频服之，损人天年。

半夏枳术丸　治伤冷物，心腹痞满，呕哕不止。

半夏一两，汤洗七次　枳实麸炒，一两　干生姜一两　白术二两

上件为末，荷叶烧饭为丸，如梧桐子大，每服五十丸，温水下，食后。

木香枳术丸　破寒滞气，消寒饮食，开胃进食。

木香一两半　枳实一两　白术二两　干姜三钱　陈皮一两　炒曲一钱　人参三钱

上为末,荷叶烧饭为丸,如梧子大,每服五十丸,温水送下,食前。

三棱消积丸　治伤生冷硬物,不能消化,心腹满闷不快。

京三棱炮　广茂炮,各七钱　青皮五钱　陈皮五钱　丁皮①　益智各三钱
炒曲七钱　巴豆和皮,米炒黑焦,去米,三钱

上件为末,醋糊丸,每服十五丸至二十丸,温姜汤食前下,量虚实加减。如大便利,止后服。《内外伤辨》用茴香五钱。

橘皮枳术丸　治老幼元气虚弱,饮食不消,脏腑不调,心下痞满不快。

陈皮二两　枳实麸炒,一两　白术一两

上件为末,荷叶烧饭为丸,每服五十丸,食后温水下。

木香槟榔丸　消食破滞气。

木香　槟榔各三钱　青皮　陈皮各五钱　麦蘖面　枳实各七钱　白术五钱
厚朴五钱

上件为末,汤浸蒸饼为丸,如梧子大,每服五七十丸,温水食后下。

枳实导滞丸　治伤湿热之物,不得施化,而作痞病,闷乱不安。

枳实炒,去穰,五钱　黄芩　黄连去须,各五钱　茯苓去皮　泽泻各二钱　白术
炒曲各五钱　大黄一两

上件为末,汤浸蒸饼为丸,如梧子大,每服五十丸至七八十丸,食远,温水送下,量虚实加减,更衣止后服。

若有宿食而烦者,仲景以栀子大黄汤主之。气口三盛,则食伤太阴,填塞闷乱,极则心胃大疼,兀兀欲吐,得吐则已,俗呼食迷风是也。《经》云:上部有脉,下部无脉,其人当吐,不吐者,死,宜瓜蒂散之类吐之。《经》云:其高者,因而越之,此之谓也。

瓜蒂散

瓜蒂三钱　赤小豆三钱

上为末,每服一钱匕,温水半小盏调下,以吐为度。如食伤之太重者,备急丸主之,皆急剂也。《经》云:其下者,引而竭之,此之谓也,一名独行丸。

---

① 丁皮:丁香树皮。

东垣老人解云：盛食填塞于胸中，为之窒塞，两寸脉当主事，反两尺脉不见，其理安在？胸中有食，故以吐出之。食者物之形，物者坤土也，是足太阴之号也。胸中者肺也，为物所填。肺者，手太阴金也。金主杀伐也，与坤土俱在于上，而王于天。金能克木，故肝木生发之气伏于地下，此谓之木郁也。吐去上焦阴土之物，木得舒畅，则郁结去矣。食塞于上，脉绝于下，若不明天地之道，无由达此至理。

水火者，阴阳之征兆，天地之别名也。故曰独阳不生，独阴不长。天地之用在于地下，则万物生长矣；地之用在于天，则万物收藏矣。此乃天地交而万物通也。此天地相根之道也，故阳火之根本于地下，阴水之源本于天上。故曰水出高源。故人五脏主有形之物，物者阴也，阴水也。右三部脉主之，偏见于寸口，食塞其上，是绝五脏之源，源绝则水不流，两尺竭绝，此其理也。

交泰丸　升阳气，泻阴火，调荣气，进饮食，助精神，宽腹中，除急惰嗜卧，四肢不收，沉困懒倦。

知母四钱，半炒、半酒制，春夏用，秋冬去之　黄连去须，七钱，秋冬减一钱半　厚朴去皮，炒，三钱，秋冬加七钱　小椒①炒去汗，并闭目、子、枝，一钱半　川乌头炒，去皮，四钱半　吴茱萸汤洗七次，五钱　巴豆霜五分　苦楝酒煮，三钱　人参去芦，一钱　砂仁三钱　柴胡一钱半　肉桂去皮，一钱　白茯苓去皮，三钱　皂角水洗，煨去皮弦子，六钱　紫菀去苗，六钱　干姜炮制，三分　白术一钱半

上件，除巴豆霜另研，余药同为细末，炼蜜为丸，如梧桐子大，每服三五十丸，温水送下，食前。

内伤宜禁

内伤者，戊火已衰，不能制物，寒药太多固非所宜，加以温剂似为当矣。然有热物伤者，当从权以寒药治之，随时之宜，不可不知也。凡小儿内伤，尤不用快利食药及牵牛泻水之药。盖内中多有出瘢疹者，瘢疹者火之属，大禁利小便

---

①　小椒：即川椒，因其较秦椒（大椒）小而得名。

损津液。津液损则血不生,疮家亦然。戒之! 戒之!

烦躁发热门

烦躁发热论

　　《黄帝针经·五乱篇》云:气乱于心则烦心密嘿、俯首静伏云云。气在于心者,取手少阴心主之。咳嗽烦冤者,是肾气之逆也。烦冤者,取足少阴。又云:烦冤者,取足太阴。仲景分之为二:烦也,躁也。盖火入于肺为烦,入于肾为躁。躁烦俱在于上。肾子通于肺母,大抵烦躁者,皆心火为之。心者,君火也。火旺则金铄水亏,惟火独存,故肺肾合而为烦躁焉。又脾经络于心中,心经起于脾中,二经相接,由热生烦。夫烦者,扰扰心乱,兀兀欲吐,怔忡不安;躁者,无时而热,冷汗自出,少时则止。《经》言阴躁者是也。仲景以栀子色赤而味苦入心,而治烦;以盐豉色黑而味咸,入肾而治躁,名栀子盐豉汤,乃神品之药。若有宿食而烦者,栀子大黄汤主之。又有虚热、实热、火郁而热者,如不能食而热,自汗气短者虚也,以甘寒之剂泻热补气。《经》言治热以寒,温而行之也。如能食而热,口舌干燥,大便难者,以辛苦大寒之剂下之,泻热补水。《经》云:阳盛阴虚,下之则愈。如阴覆其阳,火热不得伸,宜汗之。《经》云:体若燔炭,汗出而散者是也。凡治热者,当细分之,不可概论。

　　朱砂安神丸　治心中烦乱,怔忡,兀兀欲吐,胸中气乱而热,有如懊恼之状,皆膈上血中伏火蒸蒸而不安,宜用权衡法,以镇阴火之浮行,以养上焦元气。

　　朱砂五钱,另研,水飞,阴干,秤　黄连去须,拣净,酒制,秤,六钱　炙甘草五钱五分　生地黄二钱五分　当归去芦,二钱五分

　　《内经》云:热淫所胜,治以甘寒,以苦泻之,以黄连之苦寒,去心烦,除湿热为君;以甘草、生地黄之甘寒,泻火补气,滋生阴血为臣;以当归补血不足,朱砂纳浮溜之火而安神明也。

　　上四味为细末,另研朱砂,水飞如尘,阴干为衣,汤浸蒸饼为丸,如黍米大,

每服十五丸,津唾咽下,食后。

黄连安神丸 治心烦懊憹,反复心乱,怔忡,上热,胸中气乱,心下痞闷,食入反出。

朱砂四钱　黄连五钱　生甘草二钱半

上为细末,汤浸蒸饼丸如黍米大,每服十丸,食后,时时津唾咽下。《内经》云:心肺位近,故近而奇偶,制其小服,此缓治之理也。

当归补血汤 治肌热,躁热,目赤面红,烦渴引饮,昼夜不息,其脉浮大而虚,重按全无。《通评虚实论》云:脉虚血虚,脉实血实。又云:血虚发热,证象白虎,唯脉不长实为辨也。若误服白虎汤,必死。此病得之饥困劳役。

黄芪一两　当归二钱,酒制

上㕮咀,都作一服,水二盏,煎至一盏,去滓,稍热服之,空心食前。

柴胡升麻汤 治男子、妇人四肢发困热,筋骨热,表热,如火燎于肌肤,扪之烙人手。夫四肢者,属脾;脾者,土也。热伏地中,此病多因血虚而得之也。又有胃虚过食冷物,郁遏阳气于脾土之中,并宜服之。

羌活　升麻　葛根　白芍药　人参　独活以上各五钱　柴胡三钱　甘草炙,三钱　防风二钱半　生甘草二钱

上件㕮咀,如麻豆大,每服五钱,水三盏,煎至一盏,去滓,温服,忌寒冷之物。

火郁汤 治五心烦热,是火郁于地中。四肢者,脾土也。心火下陷于土之中,郁而不得伸。故《经》云:郁则发之。

升麻　柴胡　葛根　白芍药以上各一两　防风　甘草以上各五钱

上㕮咀,每服五钱,水二大盏,入连须葱白三寸,煎至一盏,去滓,稍热,不拘时服。

卷二　心下痞门

心下痞论

《五常政大论》云:土平曰备化,备化之纪,其养肉,其病痞,阴所至为积饮

痞隔。夫痞者,心下满而不痛者是也。太阴者,湿土也。主壅塞,乃土来心下为痞满也。伤寒下之太早亦为痞,乃因寒伤其荣。荣者,血也。心主血,邪入于本故为心下痞。仲景立泻心汤数方,皆用黄连以泻心下之土邪,其效如响应桴。故《活人书》云:审知是痞,先用桔梗枳壳汤,非用此专治痞也。盖因见错下必成痞证,是邪气将陷,而欲过胸中,故先用以截散其邪气,使不至于痞。先之一字,预用之意也。若已成痞而用之,则失之晚矣。不惟不能消痞,而反伤胸中至高之正气,则当以仲景痞药治之。

《经》云:察其邪气所在而调之,正谓此也,非止伤寒如此。至于酒积杂病下之太过,亦作痞满。盖下多则亡阴,亡阴者,谓脾胃水谷之阴亡也。故胸中之气,因虚而下陷于心之分野,故致心下痞。宜升胃气,以血药治之。若全用气药导之,则其痞益甚,甚而复下,气愈下降,必变为中满、鼓胀,皆非其治也。又有虚实之殊,如实痞,大便秘,厚朴、枳实主之;虚痞,大便利者,芍药、陈皮治之。如饮食所伤而为痞满者,常内消导。其胸中窒塞上逆,兀兀欲吐者,则宜吐之,所谓在上者,因而越之也。凡治痞者,宜详审焉。

大消痞丸 治一切心下痞闷及积,年久不愈者。

黄连去须,炒,六钱 黄芩六钱 姜黄 白术各一两 人参二钱 炙甘草一钱 缩砂仁一钱 枳实麸炒黄色,五钱 半夏汤泡,四钱 干生姜一钱 橘皮二钱 炒曲一钱 一方泽泻二钱 厚朴三钱 猪苓一钱半

上件为细末,汤浸蒸饼为丸,如桐子大,每服五十丸至七十丸,白汤食后下。

枳实消痞丸 治心下虚痞,恶食懒倦,开胃进食。

枳实 黄连各五钱 干生姜一钱 半夏曲三钱 厚朴炙,四钱 人参三钱 炙甘草二钱 白术二钱 白茯苓二钱 麦蘖面二钱

上件为细末,汤浸蒸饼为丸,如桐子大,每服三十丸,温水送下,不拘时候,量虚实加减。

黄连消痞丸 治心下痞满,壅滞不散,烦热喘促不安。

黄连去须炒,一两 枳实炒,七钱 橘皮五钱 干生姜二钱 半夏九钱 黄芩炒黄色,二两 茯苓三钱 白术三钱 炙甘草三钱 姜黄一钱 泽泻一钱 猪苓去皮,半两

上件为细末,汤浸蒸饼为丸,如桐子大,每服五十丸,温水送下,食远①。

木香化滞汤 治因忧气结中脘,腹皮里彻痛,心下痞满,不思饮食,食之不散,常常痞气。

柴胡四钱　橘皮三钱　甘草炙,三钱　半夏一两　生姜二钱　当归尾二钱　草豆蔻仁五钱　益智三钱　红花半钱　枳实麸皮炒,二钱

上件㕮咀,如麻豆大,每服五钱,水二盏煎至一盏,去滓,大温服,食远,忌酒湿面。

人参顺气饮子 治心下痞,胸中不利。

苦葶苈酒浸炒　人参各三钱　甘草炙　羌活　柴胡　独活各三钱　黄芩三钱,半炒,半酒制　缩砂仁　白豆蔻仁　茵陈酒制炒,各一钱　干葛一钱　青皮　石青　厚朴炒　半夏洗,各半钱　当归七分

上件同为细末,汤浸蒸饼为丸,和匀,筛子内擦如米大,每服一二钱,临卧②少用白汤送下。

小黄丸 化痰止涎,除湿和胃,治胸中不利。

黄芩一两　干姜一钱半　白术五钱　半夏五钱,汤洗,姜制　泽泻二钱　黄芪三钱　陈皮去白,三钱　青皮三钱,去白

上为细末,汤浸蒸饼为丸,如绿豆大,每服三十丸至五十丸,温水送下,食远。

黄芩利膈丸 除胸中热,利膈上痰。

生黄芩　炒黄芩各一两　南星三钱　半夏半两　黄连五钱　枳壳三钱　白术二钱　陈皮三钱　泽泻五钱　白矾半钱

上件为细末,汤浸蒸饼为丸,如桐子大,每服三十丸至五十丸,温水送下,食远,忌酒湿面。

通气防风汤 清利头目,宽快胸膈。夫胸中若不利者,悉出于表。

黄芪三钱　甘草炙,四钱　人参五钱　葛根一钱半　防风一钱　蔓荆子半钱

上件㕮咀,如麻豆大,分作二服,每服水一盏半,煎至一盏,去滓,临卧温

---

① 食远:空腹。
② 临卧:睡前。

服,以夹衣服覆面目,勿语,须臾汗出为效,必至服药三四日少语,如服药毕,亦少语言一日,极效。

中满腹胀门

中满腹胀论

《六元正纪大论》云:太阴所至为中满云云,太阴所至为蓄满云云,诸湿肿满皆属脾土。论云脾乃阴中之太阴,同湿土之化,脾湿有余,腹满食不化。天为阳、为热,主运化也;地为阴、为湿,主长养也。无阳则阴不能生化,故云脏寒生满病。《调经篇》云:因饮食劳倦,损伤脾胃,始受热中,末传寒中,皆由脾胃之气虚弱,不能运化精微,而致水谷聚而不散,而成胀满。《经》云:腹满腹胀,支膈胠胁,下厥上冒,过在太阴、阳明,乃寒湿郁遏也。《脉经》所谓胃中寒则胀满者是也《针经》三卷杂病第八,腹满,大便不利,上走胸溢咽,息喝喝然,取足少阴。又云:胀取三阳。三阳者,足太阳寒水为胀,与《通评虚实论》说腹暴满,按之不下,取太阳经络胃之募也正同。取者,泻也。《经》云:经满者,泻之于内者是也。宜以辛热散之,以苦泻之,淡渗利之,使上下分消其湿。正如开鬼门、洁净府,温衣缪刺其处,是先泻其血络,后调其真经,气血平,阳布神清,此治之正也。或曰:诸腹胀大,皆属于热者,何也?此乃病机总辞,假令外伤风寒有余之邪,自表传里,寒变为热,而作胃实腹满,仲景以大承气汤治之;亦有膏粱之人,湿热郁于内而成胀满者,此热胀之谓也。大抵寒胀多而热胀少,治之者宜详辨治。

中满分消丸 治中满热胀,鼓胀气胀。

黄芩刮黄色,锉炒,半两或一两,一方夏用一两 黄连去须,拣净,锉炒,一两 姜黄 白术 人参 甘草 猪苓去皮,各一两 茯苓去皮 缩砂仁各三钱 枳实炒黄色,五钱 半夏洗七次,五钱 厚朴姜制,一两 干生姜 知母锉炒,各四钱 泽泻三钱 陈皮三钱上件,除茯苓、泽泻、生姜各另为末外,共为细末,调和,白汤浸蒸饼为丸,如桐子大,每服一百丸,焙热,以熟白汤下,食远服,量病大小加减。

中满分消汤 治中满寒胀,寒疝大小便不通,阴躁足不收,四肢厥逆,食入反出,下虚中满,腹中寒,心下痞,下焦躁寒,沉厥,奔豚不收。

黄芪五分 黄柏二分 草豆蔻 吴茱萸 厚朴各五分 木香二分 益智三分 半夏三分 人参 柴胡各二分 茯苓三分 泽泻 黄连各二分 麻黄不去节,二分 荜澄茄二分 川乌头 当归各二分 青皮二分 生姜二钱 干姜二分 升麻三分

上件锉,如麻豆大,旋秤,都作一服,水二盏,煎至一盏,去滓,稍热服,食前,大忌房劳饮酒,湿面冷物。

广茂溃坚汤 治中满腹胀,内有积块,坚硬如石,其形如杯大,令人坐卧不能,大小便涩滞,止喘气促,面色萎黄,通身虚肿。

厚朴姜制 当归尾 草豆蔻仁煨 黄芩去皮 益智仁各半钱 黄连 生甘草 广茂煨 柴胡去芦 曲炒 泽泻各三分 升麻 吴茱萸汤泡 青皮去穰 陈皮各二分 红花一分 半夏七分。如虚渴,加葛根二分[①]。

上件㕮咀,如麻豆大,都作一服,水二盏,先浸药少时,煎至一盏,去滓,稍热服,忌酒湿面,二服之后,中满减半,止有积块未溃,再服半夏厚朴汤。

半夏厚朴汤

厚朴八分 半夏一钱 吴茱萸一分 肉桂三分 桃仁七个 红花半分 苏木半分 京三棱四分 草豆蔻 苍术 白茯各三分 泽泻三分 猪苓四分 干生姜一分 升麻四分 柴胡三分 木香二分 青皮二分 橘皮二分 生黄芩三分 黄连一分 生甘草三分 昆布少许 炒曲六分 当归尾四分 如渴,加葛根三分[②]。

上件锉,如麻豆大,旋秤,都作一服,水先拌药,次用水三盏,煎至一盏,去渣,稍热服之,忌如前。服此药二服之后,前证又减一半,却于前药中加减服之。

---

① 二分:原为大字,据前后文改为小字。
② 三分:原为大字,据前后文改为小字。

木香化滞散　破滞气,治心腹满闷。

白豆蔻　橘皮　桔梗　大腹子①　白茯苓去皮,各半钱　缩砂仁　人参　青皮　槟榔　木香　姜黄各二钱　白术二钱　炙甘草四分　白檀五分　藿香五分

上件为细末,每服三钱,水一盏半,煎至一盏,稍热服,沸汤点服亦得,食前,忌生冷硬物。

五积门

五积论

《黄帝针经·百病始生第二》云:其成积者,盖厥气生足悗,悗生胫寒,胫寒则血脉凝涩,凝涩则寒气上入于肠胃,入于肠胃则䐜胀,䐜胀则肠外之汁沫迫聚不得散,日以成积。卒然多饮食,则肠满,起居不节,用力过度,则脉络伤,阳络伤则血外溢,血外溢则衄血;阴络伤则血内溢,血内溢则后血;肠胃之络伤,则血溢于肠外,有寒汁沫与血相搏,则并和凝聚不得散而成积矣。或外中于寒,内伤于忧怒,则气上逆,气上逆则六输不通,温气不行,凝血蕴裹不散,津液凝涩,著而不去,而成积矣。又曰:生于阴者,盖忧思伤心;重寒伤肺;愤怒伤肝;醉以入房,汗出当风伤脾;用力过度,若入房汗出浴,则伤肾。此内外三部之所生病者也。故《难经》中说,五积各有其名,如肝之积名曰肥气,在左胁下,如覆杯,脐左有动气,按之牢,若痛者是也,无者非也。余积皆然。治之当察其所痛,以知其应,有余不足,可补则补,可泻则泻,无逆天时,详脏腑之高下,如寒者热之,结者散之,客者除之,留者行之,坚者削之,消之、按之、摩之,咸以软之,苦以泻之,全其气药补之,随其所利而行之,节饮食,慎起居,和其中外,可使毕已。不然遽以大毒之剂攻之,积不能除,反伤正气,终难治也。医者不可不慎。

---

① 大腹子:诸本同,但方中已有槟榔(大腹子),疑此为大腹皮。

肝之积**肥气丸**　治积在左胁下，如覆杯，有头足，久不愈，令人发咳逆、痎疟，连岁不已。

厚朴半两　黄连七钱　柴胡二两　椒炒出汗,四钱　巴豆霜五分　川乌头切,去皮,一钱二分　干姜炮,半钱　皂角去皮弦子,煨,一钱半　白茯苓去皮,一钱半　广茂炮,二钱半　人参去芦,二钱半　甘草炙,三钱　昆布二钱半

上件，除茯苓、皂角、巴豆霜外，为极细末，另碾茯苓、皂角为细末，和匀，另碾巴豆霜，旋旋入末，和匀，炼蜜为丸，如桐子大，初服二丸，一日加一丸，二日加二丸，渐渐加至大便微溏，再从两丸加服，周而复始，积减大半勿服。

在后积药，依此法服。此春夏药，秋冬另有加减法，在各条下。秋冬加厚朴半两，通草一两，减黄连一钱半。若治风痫，于一料中加人参、茯神、菖蒲各三钱，黄连只依春夏用七钱，虽秋冬不减，淡醋汤送下，空心。

心之积**伏梁丸**　起脐上，大如臂，上至心下，久不愈，令人烦心。

黄连去须,一两半　厚朴去皮,姜制,半两　人参去芦,五分　黄芩刮黄色,三钱　桂去皮,一钱　干姜炮,半钱　巴豆霜五分　川乌头炮,制去皮,半钱　红豆二分　菖蒲半钱　茯神去皮木,一钱　丹参炒,一钱

上件，除巴豆霜外，为细末，另研巴豆霜，旋旋入末，炼蜜为丸，如桐子大，初服二丸，一日加一丸，二日加二丸，渐加至大便溏，再从两丸加服，淡黄连汤送下，食远，周而复始，积减大半勿服，秋冬加厚朴半两，通前秤一两，减黄连半两，即用一两，黄芩全不用。

脾之积**痞气丸**　在胃脘，覆大如盘，久不愈，令人四肢不收，发黄疸，饮食不为肌肤。

厚朴去皮,四钱半　黄连去须,八钱　吴茱萸洗,三钱　黄芩二钱　白茯苓去皮,一钱,另为末　泽泻一钱,另为末　川乌头炮,制去皮,半钱　人参去芦,一钱　茵陈酒制,炒,一钱半　巴豆霜四分　干姜炮,一钱半　白术二钱　缩砂仁去皮,一钱半　桂去皮,四分　川椒炒,半钱

上件，除巴豆霜另研，茯苓另为末旋入外，同为细末，炼蜜为丸，如桐子大，初服二丸，一日加一丸，二日加二丸，渐加至大便溏，再从二丸加服，淡甘草汤送下，食前，周而复始，积减大半勿服，秋冬加厚朴五钱半，通草一两，减黄连一钱，减黄芩一钱，黄疸并积大能退，一料中加巴豆霜一分、附子炮一钱、砒石

少许。

肺之积息贲丸　治右胁下覆大如杯,久不已,令人洒淅寒热,喘咳发肺壅。

厚朴姜制,八钱　黄连去头炒,一两三钱　干姜炮,一钱半　桂去皮,一钱　巴豆霜四分　白茯苓去皮,一钱半,另末　川乌头炮,制去皮,一钱　人参去芦,二钱　川椒炒去汗,一钱半　桔梗一钱　紫菀去苗,一钱半　白豆蔻一钱　陈皮一钱　青皮半钱　京三棱炮,一钱　天门冬一钱

上件,除茯苓、巴豆霜为末旋入外,为末,炼蜜为丸,如桐子大,初服二丸,一日加一丸,二日加二丸,渐加至大便溏,再从二丸加服。煎淡生姜汤下,食远,周而复始,积减大半止服,秋冬加厚朴半两,通前秤一两三钱,减黄连七钱,只用六钱。

肾之积贲豚丸　发于小腹,上至心下,若豚状,或下或上无时,久不已,令人喘逆,骨痿少气,又治男子内结七疝,女人瘕聚带下。

厚朴姜制,七钱　黄连去须炒,五钱　白茯苓去皮,二钱,另末　川乌头炮,半钱　泽泻二钱　苦楝酒煮,三钱　玄胡一钱半　全蝎一钱　附子去皮,一钱　巴豆霜四分　菖蒲二钱　独活一钱　丁香半钱　肉桂去皮,二分

上除巴豆霜、茯苓另为末旋入外,为细末,炼蜜为丸,如桐子丸,初服二丸,一日加一丸,二日加二丸,渐加至大便溏,再从二丸加服,淡盐汤送下,食前,周而复始,病减大半勿服,秋冬加厚朴半两,通草一两二钱,如积势坚大,先服前药不减,于一料中加烧存性牡蛎三钱,癫疝、带下病勿加。

加减痞气丸　孟秋合,治脾之积。

黄芩酒制,三分　黄连酒制,三分　厚朴一钱　半夏半钱　益智三分　吴茱萸二分　红花半分　青皮二分　当归尾二分　茯苓二分　泽泻二分　曲炒,二分　广茂二分　昆布二分　橘皮去白,二分　熟地黄二分　人参二分　附子二分　葛根二分　甘草炙,二分　巴豆霜二分

上件,为细末,蒸饼为丸,如桐子大,初服二丸,一日加一丸,二日加二丸,渐加至大便溏,再从二丸加服,煎淡甘草汤送下,食前。

加减息贲丸　仲夏合。其积为病,寒热喘咳,气上奔,脉涩,失精亡血,气滞则短气,血凝泣则寒热,则气分寒血分热,治法宜益元气泄阴火,破滞气削其坚也。

川乌头一钱　干姜一钱半　人参二钱　厚朴八分　黄连一两三钱　紫菀一钱　巴豆霜四分　桂枝三钱　陈皮一钱半　青皮七分　川椒炒去汗,一钱半　红花少许　茯苓一钱半　桔梗一钱　白豆蔻一钱　京三棱一钱半　天门冬去心,一钱半

上件为细末,汤浸蒸饼为丸,如桐子大,初服二丸,一日加一丸,二日加二丸,加至大便微溏利为度,再从二丸加服,煎生姜汤送下,食前,忌酒湿面、五辛大料物之类及生冷硬物。

治积要法

许学士云:大抵治积,或以所恶者攻之,以所善者诱之,则易愈。如硇砂、水银治肉积,神曲、麦蘖治酒积,水蛭、虻虫治血积,木香、槟榔治气积,牵牛、甘遂治水积,雄黄、腻粉治涎积,礞石、巴豆治食积,各从其类也。若用群队之药分其势,则难取效。究是认得分明是何积,更兼见何证,然后增加佐使之药,不尔反有所损,要在临时通变也。

心胃及腹中诸痛门

心胃及腹中诸痛论

《黄帝针经·经脉第一》云:胃病者,腹䐜胀,胃脘当心而痛,上支两胁,膈咽不通,饮食不下,取三里也。又云:足太阴脾之脉,其支者,复从胃别上膈,注心中。是动则病,舌本强,食则呕,胃脘痛,腹胀善噫,心下急痛。《举痛论》云:五脏卒痛,何气使然?曰:经脉流行不止,环周不休,寒气入经稽迟,泣而不行,客于脉外则血少,客于脉中则气不通,故卒然而痛,得炅则痛立止。因重感于寒,则痛久矣。夫心胃痛及腹中诸痛,皆因劳役过甚,饮食失节,中气不足,寒邪乘虚而入客之,故卒然而作大痛。

《经》言：得炅则止，炅者热也，以热治寒，治之正也。然腹痛有部分，脏位有高下，治之者亦宜分之，如厥心痛者，乃寒邪客于心包络也，前人以良姜、菖蒲大辛热之味末之，酒醋调服，其痛立止，此折之耳；真心痛者，寒邪伤其君也，手足清至节，甚则旦发夕死；脘痛者，太阴也，理中、建中、草豆蔻丸之类主之；腹脐痛者，少阴也，四逆汤、姜附御寒汤之类主之；少腹痛者，厥阴也，正阳散、回阳丹、当归四逆之类主之；杂证而痛者，苦楝汤、酒煮当归丸、丁香楝实丸之类主之，是随高下治也。更循各脏部分穴腧，而灸刺之。如厥心痛者，痛如锥针刺其心，甚者脾心痛也，取之然谷、太溪①，余脏皆然。如腹中不和而痛者，以甘草芍药汤主之；如伤寒误下传太阴，腹满时痛者，桂枝加芍药汤主之，痛甚者桂枝加大黄主之；夏月肌热恶热，脉洪实而痛者，黄芩芍药汤主之。又有诸虫痛者，如心腹痛，作痛肿聚，往来上下行，痛有休止，腹热善渴，涎出，面色乍青、乍白、乍赤，呕吐清水者，蛟蛕也，以手紧按而坚持之，无令得移，以针刺之，久持之虫不动，乃出针也。或《局方》中化虫丸及诸取虫之药，量虚实用，不可一例而治。

草豆蔻丸 治劳役致脾胃虚弱，而心火乘之，不能滋荣心肺，上焦元气衰败，因遇冬天肾与膀胱寒水大旺，子能令母实，助肺金大旺，相辅而来克心乘脾，故胃脘当心而痛，此复其仇也。故《经》云，大胜必大复，理之常也。故皮毛血脉分肉之间，元气已绝于外，又以大寒大燥二气并乘之，其人苦恶风寒，耳鸣，及腰背相引胸中而痛，鼻息不通，不闻香臭，额寒脑痛，目时眩，为寒水反乘脾土，痰唾沃沫，饮食反出，腹中常痛，心胃作痛，胁下缩急，有时而痛，腹不能努，大便多泻而少秘，下气不绝，或腹中鸣，胸中气乱，心烦不安，而成霍乱之意，膈咽不通，极则有声，鼻中气短，遇寒滋甚，或居暖处方过，口吸风寒则复作，四肢厥逆，身体沉重，不能转侧，头不可以回顾，小便数而欠，此脾虚之至极也。

草豆蔻一钱四分，面煨烧熟，去皮秤用　益智八分　吴茱萸八分，汤洗去苦，焙干秤　陈皮八分　僵蚕八分　熟甘草三分　生甘草三分　桃仁去皮尖，七分　青皮六分　泽泻一分　黄芪八分　半夏汤洗七次，一钱　大麦蘖炒黄，一钱半　曲末四分

---

① 然谷、太溪：肾经之火穴、土穴。

姜黄四分　当归身六分　人参四分　柴胡去苗,四分或二分,详胁下痛多少加之

上十八味,除桃仁另研如泥外,为极细末,同研,汤浸蒸饼为丸,如桐子大,每服二十丸,热白汤送下,旋斟酌多少服之。

姜附御寒汤　治中气不足,遇冬天寒气客于脾胃之间,相引两胁,缩急而痛,善嚏,鼻中流浊涕不止,不闻香臭,咳嗽脑痛,上热如火,下寒如冰,头时作阵痛或暴痛,两目中流火,视物䀮䀮然;或耳鸣耳聋,喜晴明,恶阴寒,夜不得安卧,胸中痰涎,膈咽不通,饮食失味,口中沃沫,牙齿动摇不能嚼物,腰、脐间及尻、肾、膝、足、腨冷,阴汗自出,行步失力,风痹麻木,小便数,气短喘喝,少气不足以息,卒遗矢无度,妇人白带,阴户中大痛,上牵心而痛,黧黑失色,男子控睾而痛,牵心腹隐隐而痛,面如赭色,食少,大小便不调,烦心霍乱,逆气里急,而腹皮白或黑,下气腹中肠鸣,膝下筋急及腰背、肩胛大痛,此阴盛阳虚之证也。

干姜炮,一钱二分　半夏汤洗,五分　柴胡去苗,一钱　防风去芦,半钱　羌活一钱　藁本去土,八分　人参去芦,半钱　白葵花五朵,去心萼　甘草炙,八分　升麻七分　郁李仁汤浸,去皮尖,半钱　当归身六分,酒制　桃仁汤浸,去皮尖,半钱,与郁李仁研如泥入正药　黑附子炮,去皮脐,四钱

上件㕮咀,都作一服,水五大盏,煎至三盏,入黄芪一钱,橘皮五分,草豆蔻一钱,再煎至二盏,再入酒制黄柏三分,酒制黄连三分,枳壳三分,酒地黄二分,此四味锉碎,预一日先用新水多半盏浸一宿,煎至一盏半,又华阴细辛一分,贯芎二分,蔓荆子二分,亦预先一日用新水各另浸,将前正药去滓,入此三味,再上火同煎至一盏,去渣,空心热服之。待少时,以美膳压之,忌肉汤,宜食肉,不助经络中火邪也。又能治啮唇,舌根强硬,其效如神。如无以上证,但有白带下,脐下寒,男子二丸冷痛,相引心腹背痛,手心或寒,两尺脉弦细,按之不鼓,小便遗失或数而欠,大便多燥涩不通,或大便软,溺色变,或短气不足以息,额寒,鼻不闻香臭,鼻端红肿,善嚏,多悲愁不乐,健忘多怒,寝汗憎风,小便滑数,后滴沥,脐下冷疼,风寒汗出,腰背强,腰痛,或里急,或腹皮白,或腹黑色,或鼻流清涕及目中泪下不止,精神不足,亦宜服之,及肾与膀胱经中寒,肺气寒,元气不足者,皆宜服之。于月生、月满时,隔三五日吃一服,如病急,不拘时候。

麻黄豆蔻丸　治客寒犯胃,心胃大痛不可忍。季秋合

麻黄不去节,三钱　草豆蔻五钱　益智仁八分　炒曲二钱　升麻半钱　半夏

半钱,汤洗　麦蘖面半钱　缩砂仁半钱　黄芪半钱　白术半钱　橘皮　柴胡　炙
甘草　吴茱萸　当归身各五分　青皮二分　木香二分　厚朴二分　荜澄茄四分
红花三分　苏木三分

上为细末，汤浸蒸饼为丸，如桐子大，每服五十丸，细嚼，温水送下；如寒腹痛，不嚼，白汤送下。

益智和中丸　治心胃腹中大痛，烦躁，冷汗自出。

草豆蔻四钱　益智仁二钱二分　缩砂仁七分　甘草炙,二钱半　黄芪　人参
当归身　干生姜　麦门冬　神曲末　橘皮各半钱　桂枝一钱半　桂花一钱　麦蘖面炒,三钱　黄连二分　生地黄二分　姜黄五分　木香二分

上件同为细末，汤浸蒸饼为丸，如桐子大，每服三十丸，温水送下，细嚼亦得。

益智调中汤　治因服寒药过多，致脾胃虚弱，胃脘痛。

白豆蔻三分　益智仁三分　缩砂仁　甘草各二分　姜黄三分　厚朴三分
陈皮五分　泽泻三分　黄芪七分　干姜三分　人参二分

上件为粗末，都作一服，水一盏半，煎至一盏，去滓，温服，食前。

如胃脘当心而痛，气欲绝者，胃中虚之至极，俗呼为心痛，服草豆蔻丸二三十丸；若痛频作，胃中元气虚甚，则将理两三日，不得食热，当食温烂，细嚼细咽，痛必不作，一二日自和矣；若食热稠粥，其痛必几死，言毕不得食，食后不得言，欲食时口鼻不得当风，食罢亦然，忌生冷硬物、果木之类及麸粉曲食，须忌长远，免致后患。

卷三　呕吐哕门

呕吐哕论

《黄帝针经》第二经脉第一：足太阴脾之脉，复从胃别上膈，注心中。是动则病舌本强，食则呕。《脉解篇》云：所谓食则呕者，物盛满而上溢故也。《举

痛论》云：寒气客于肠胃，厥逆上出，故痛而呕。厥阴之病，少腹坚满，厥心痛，呕吐饮食不入，入而复出，筋骨掉眩，清厥，甚则入脾，食痹而吐。《灵枢经》云：人之哕，盖谷入于胃，胃气上注于肺，因有故寒气，与新谷气俱还入于胃，新故相乱，真邪相攻，气并相逆，复出于胃，故为哕。补手太阴①，泻足少阴②。又云：胃为气逆，为哕。夫呕吐哕者，俱属于胃。胃者总司也，以其气血多少为异耳。如呕者，阳明也。阳明多血多气，故有声有物，血气俱病也。仲景云：呕多，虽有阳明证，慎不可下。孙真人云：呕家多服生姜，为呕家之圣药也。气逆者，必散之，故以生姜为主。吐者，太阳也。太阳多血少气，故有物无声，为血病也。有入食则吐，以橘皮去白主之。哕者，少阳也。少阳多气少血，故有声无物，乃气病也，以姜制半夏为主。故朱奉议治呕吐哕，以生姜、橘皮、半夏者是也。究其三者之源，皆因脾胃虚弱，或因寒气客胃，加之饮食所伤而致之也。宜以丁香、藿香、半夏、茯苓、陈皮、生姜之类主之。若但有内伤而有此病，宜察其虚实，使内消之。痰饮者，必下之。治之当分其经，对证用药，而不可乱。

丁香安胃汤 治呕吐哕，胃虚寒所致。

丁香半钱　吴茱萸一钱　草豆蔻　黄芪各二钱　人参一钱　炙甘草半钱　柴胡半钱　升麻七分　当归身一钱五分　橘皮半钱　黄柏三分　苍术一钱

上件锉，如麻豆大，每服半两，水二大盏，煎至一盏，去渣，稍热服，食前。

茯苓半夏汤 治胃气虚弱，身重有痰，恶心欲吐，是风邪羁绊于脾胃之间，当先实其脾胃。

白术　茯苓　半夏　大麦面各半两　炒曲二钱　陈皮三钱　天麻三钱

上件咬咀，每服半钱，水二大盏，生姜五片，煎至一盏，去滓，稍热服，食前。

柴胡半夏汤 治旧有风证，不敢见风，眼涩头痛，有痰眼黑，恶心兀兀欲吐，风来觉皮肉紧，手足重难举，居暖处有微汗便减，再见风其病即便复。一名补肝汤。

半夏二钱　炒曲一钱　生姜十片　柴胡半钱　升麻五分　苍术一钱　藁本半

---

① 补手太阴：取肺经鱼际穴（火穴），补之，补其母。

② 泻足少阴：取肾经复溜穴（金穴），泻之，泻其子。

钱　白茯苓七分

上件咬咀,麻豆大,都作一服,水三盏,煎至一盏,去渣,稍热服。

木香利膈丸　治寒在膈上,噎塞咽膈不通。

吴茱萸一钱二分　草豆蔻一钱二分　益智八分　橘皮八分　白僵蚕四分　人参八分　黄芪八分　升麻八分　麦蘖一钱半　当归六分　炙甘草六分　半夏一钱　木香二分　泽泻四分　姜黄四分　柴胡四分　青皮二分

上件为细末,汤浸蒸饼为丸,如绿豆大,每服二十丸,温水少许送下,勿多饮汤,恐速走下,细嚼亦得。

衄吐呕唾血门

衄吐呕唾血论

《别论》云:阳明厥逆,喘咳身热,善惊,衄吐血。又云:足阳明胃之脉,起于鼻。又云;温淫,汗出,衄衊。又云:阳气者,大怒则形气绝而菀于上,使人薄厥。又云:怒则气逆,其则呕血,故气上矣。《黄帝针经》三卷寒热病第三:暴瘅内逆,肝肺相搏,血溢鼻口,取天府①穴。天府乃手太阴也。又足少阴肾之脉,从肾上贯肝,入肺中,循喉咙,其病则饥不欲食,面黑如地色,咳唾则有血。夫气者阳也,血者阴也。气者煦之,血者濡之。今血妄行,上出于鼻口者,皆气逆也。故《经》言,阳明厥逆,怒则气逆,暴瘅内逆者是也。分之则各有所属,治之则各有所主。若浮紧者麻黄汤,浮缓者桂枝汤。脉已微者,二药俱不可用,宜黄芩芍药汤主之。杂病谓见血者,多责其热也。如衄血出于肺,以犀角、升麻、栀子、黄芩、芍药、生地黄、紫参、丹参、阿胶之类主之。咯唾血者,出于肾,以天门冬、麦门冬、贝母、知母、桔梗、百部、黄柏、远志、熟地黄之类主之。如有寒者,干姜、肉桂之类。痰涎血者,出于脾,葛根、黄芪、黄连、芍药、当归、甘草、

---

① 天府:手太阴经穴,在上臂、腋前纹头下3寸。简易取穴法为:上肢向前平伸,以鼻抵上臂,鼻尖处即是该穴。治疗鼻塞、流涕、鼻出血。

沉香之类主之。呕血者，出于胃也。实者，犀角地黄汤主之；虚者，小建中汤加黄连主之。血证上行，或唾、或呕、或吐，皆逆也；若变而下行于恶痢者，顺也。血上行为逆，其治难；下行为顺，其治易。故仲景云：蓄血证，下血者，当自愈也，与此意同。若无病之人，忽然下血，其病进也。今病血证上行，而复下行恶痢者，其邪欲去，是知吉也。《经》云，诸见血，身热脉大者难治，是火邪胜也；身凉脉静者易治，是正气复也。故叔和云：鼻衄吐血沉细宜，忽然浮大即倾危，此之谓也。

三黄补血汤　治六脉俱大，按之空虚，必面赤善惊，上热，乃手少阴心之脉也。此气盛多而亡血，以甘寒镇坠之剂，大泻其气以坠气浮，以甘辛温微苦，峻补其血。

熟地黄二钱　生地黄三钱　当归一钱半　柴胡二钱半　升麻一钱　白芍药半两　牡丹皮一钱　川芎三钱　黄芪一钱

上㕮咀，如麻豆大，每服半两，水二大盏，煎至一盏，去滓，稍热服，食前。补之太过，以防血溢上竭。

如两寸脉芤，两头则有，中间全无而虚曰芤，血在上焦，或衄、或呕，与犀角地黄汤则愈。

黄芪芍药汤　治衄血多岁，面黄，眼涩多眵，手麻木。

黄芪三两　炙甘草二两　升麻一两　葛根半两　羌活半两　芍药一两

上件㕮咀，每服三钱，水二盏，煎至一盏，去渣，温服之，十五服而愈。

六脉弦细而涩，按之空虚，其色必白而夭不泽者，脱血也。此大寒证，以辛温补血、益血，以甘温、甘热、滑润之剂以佐之则愈，此亡血亦伤精气。

人参饮子　治脾胃虚弱，气促气弱，精神短少，衄血、吐血。

人参去芦,三分　黄芪一钱　五味子五个　白芍药一钱　甘草一钱　当归身三分　麦门冬二分

上件为粗散，分作二服，每服水一盏八分，煎至一盏，去滓，稍热服。

一贫者，有前证，以前药投之愈，继而时在冬天，居大室中，卧大热炕，而吐血数次，再来求治，料此病久虚弱，附脐有形，而有火热在内，上气不足，阳气外虚，当补表之阳气，泻其里之虚热，是其法也。冬天居大室，衣盖单薄，是重虚其阳；表有大寒，壅遏里热，火邪不得舒伸，故血出于口。仲景《伤寒论》中一

证,太阳伤寒,当以麻黄汤发汗而不愈,遂成衄,却与麻黄汤立愈,此法相同,遂用麻黄桂枝汤。

麻黄桂枝汤

麻黄一钱,去其外寒　黄芪一钱,实表益卫　桂枝半钱,补表虚　白芍药一钱,益脾　甘草一钱,补其脾胃之虚　人参二分,益上焦气而实表　麦门冬三分,保脾气　五味子五个,安肺气　当归身半钱,和血养血

上件都作一服,水二盏,先煎麻黄,令沸去沫,至二盏,入余药,同煎至一盏,去滓,稍热临睡一服而愈,更不再作。

人参救肺散　治咳血、吐血。

升麻一钱　柴胡一钱　当归尾二钱　熟地黄二钱　白芍药一钱　苏木半钱　黄芪二钱　人参二钱　甘草半钱　苍术一钱　陈皮半钱

上件都作一服,水二盏,煎至一盏,去渣,温服,食前。

麦门冬饮子　治吐血久不愈。

五味子十个　麦门冬去心,半钱　当归身　人参各半钱　黄芪一钱　生地黄五分

上件为粗末,都作一服,水二盏,煎至一盏,去渣,稍热服,不拘时候以三棱针于气冲①出血,立愈。

治鼻衄不止法

鼻衄不止,或素有热而暴作,诸药无验,以白纸一张,作八牒或十牒,于极冷水内,湿纸置顶中②,热熨斗熨至一重或二重纸干,立止。

---

①　气冲:足阳明经穴,位居腹股沟部,趾骨联合上缘旁开2寸,为宗气所聚之处,刺之出血,古人多用之,今已不用。古人多用气冲调胃气,今人多取足三里。
②　顶中:头顶部经,含督脉的百会、前顶、囟会、上星和神庭穴,尤其是上星,治疗鼻出血效果较好,现代常用指压法。

消渴门

消渴论

《阴阳别论》云：二阳结谓之消。《脉要精微论》云：瘅成消中。夫二阳者，阳明也。手阳明大肠主津，病消则目黄、口干，是津不足也；足阳明胃主血，热则消谷善饥，血中伏火，乃血不足也。结者，津液不足，结而不润，皆燥热为病也。此因数食甘美而多肥，故其气上溢，转为消渴，治之以兰，除陈气也。不可服膏粱、芳草、石药，其气慓悍，能助燥热也。越人云：邪在六腑则阳脉不和，阳脉不和则气留之，气留之则阳脉盛矣。阳脉大盛则阴气不得营也，故皮肤、肌肉消削是也。《经》云：凡治消瘅，仆击偏枯、痿厥气满，发逆肥贵人，则膏粱之疾也。岐伯曰：脉实病久可治，脉弦小病久不可治。后分为三消，膈消者，舌上赤裂，大渴引饮。《逆调论》云，心移热于肺，传为膈消者是也。以白虎加人参汤治之。中消者，善饮而瘦，自汗，大便硬，小便数。叔和云：口干饮水，多食亦饥，虚瘅成消中者是也，以调胃承气、三黄丸治之。下消者，烦躁引饮，耳轮焦干，小便如膏。叔和云：焦烦水易亏，此肾消也，以六味地黄丸治之。《总录》所谓末传能食者，必发脑剧、背疮；不能食者，必得中满、鼓胀，皆为不治之证。洁古老人分而治之，能食而渴者，白虎加人参汤；不能食而渴者，钱氏方白术散倍加葛根治之。上中既平，不复传下消矣。前人用药，厥有旨哉！

或曰末传疮疽者何也？此火邪胜也，其疮痛甚而不溃，或赤水者是也。《经》云：有形而不痛，阳之类也，急攻其阳，勿攻其阴，治在下焦元气，得强者生，失强者死。

末传中满者何也？以寒治热，虽方士不能废其绳墨而更其道也。然脏腑有远近，心肺位近，宜制小其服；肾肝位远，宜制大其服，皆适其至所为。故如过与不及，皆诛伐无过之地也。如膈消、中消，制之太急，速过病所，久而成中满之病。正谓上热未除，中寒复生者也。非药之罪，失其缓急之制也。处方之制,宜加意焉。

生津甘露饮子 治膈消,大渴饮水无度,舌上赤涩,上下齿皆麻,舌根强硬肿痛,食不下,腹时胀痛,浑身色黄,目白睛黄甚,四肢痿弱无力,面尘脱色,胁下急痛,善嚏,善怒,健忘,臀腰背寒,两丸冷甚。

石膏一钱二分　人参二钱　生甘草一钱　炙甘草二钱　山栀子一钱　荜澄茄一钱　白豆蔻一钱　白葵花五分　黄柏酒拌炒,一钱半　香白芷一钱　连翘一钱　杏仁去皮,一钱半　麦门冬五分　黄连三分　木香三分　桔梗三钱　升麻二钱　姜黄一钱　知母二钱,酒制　当归身五分　全蝎两个　藿香二分　柴胡三分　兰香五分

消之为病,燥热之气胜也。《内经》曰:热淫所胜,佐以甘苦,以甘泻之。热则伤气,气伤则无润。折热补气,非甘寒之气不能除,故以石膏、甘草之甘寒为主;启玄子①云:滋水之源以镇阳也,故以黄连、黄柏、栀子、知母之苦寒泻热补水为臣;以当归、杏仁、麦门冬、全蝎、连翘、白芷、白葵、兰香、甘草甘寒和血润燥为佐;以升麻、柴胡苦平行阳明、少阳二经,白豆蔻、木香、藿香反佐以取之,又为因用。桔梗为舟楫,使浮而不下也。

上件为细末,如法汤浸蒸饼和匀成剂,捻作饼子,晒半干,杵碎,筛如黄米大,食后每服二钱,抄于掌中,以舌舐之,随津唾下,或送以白汤少许亦可。此制之缓也,不惟不成中满,亦不传下消矣。戊申正月七日,叶律千户服之大效。

兰香饮子 治渴饮水极甚,善饮而瘦,自汗,大便结燥,小便频数。

石膏三钱　酒知母一钱　生甘草一钱　炙甘草半钱　人参半钱　防风一钱半夏二分,汤洗　兰香半钱　白豆蔻仁　连翘　桔梗　升麻各半钱

上同为细末,汤浸蒸饼和匀成剂,捻作薄片子,日中晒半干,碎如米,每服二钱,食后,淡生姜汤送下。

地黄饮子 治口干舌干,小便数,舌上赤脉。此药生津液,长肌肉。

杏仁六个　生甘草三分　石青一钱　黄连酒制,八分　桃仁六个　生地黄酒制,七分　黄柏酒制,二钱　当归酒制,四分　柴胡三分　炙甘草三分　升麻一钱

---

① 启玄子:唐代王冰,道家、医家。

红花少许　知母酒制,五分　麻黄根三分　汉防己酒制,五分　羌活五分

上件锉,如麻豆大,都作一服,水二盏,煎至一盏,去渣,温服,食后。忌湿面、房事、盐、血。戊申仲冬,张安抚服此大效。

当归润燥汤　治消渴,舌上白干燥,唇干,口干,眼涩,黑处见浮云,大便秘涩,干燥结硬,喜温饮,阴头短缩。

升麻一钱半　柴胡七分　甘草六分,半生半熟　细辛一分　黄柏一钱　知母一钱　石膏一钱　杏仁六个　桃仁泥子一钱　麻仁泥子一钱　当归身一钱　红花少许　防风一钱　荆芥穗一钱　熟地黄三分　小椒三个

上件咬咀,都作一服,水二碗,煎至一盏,去渣,食后温服,忌辛热物。

清凉饮子　治消中,能食而瘦,口干舌干,自汗,大便结燥,小便频数。

羌活一钱　柴胡一钱　升麻四分　防风五分　当归身六分　生甘草半钱　炙甘草一钱　石膏一钱半　酒知母一钱　汉防己半钱　草龙胆酒制,一钱半　黄柏一钱半　红花少许　桃仁五个　杏仁十个　生地黄酒制,半钱　黄芪一钱　黄芩酒制,一钱

上件咬咀,麻豆大,都作一服,水二盏、酒一匙,煎至一盏,去渣,稍热服,食后。

清神补气汤　前消渴证皆愈,只有口干,腹不能努起。

升麻一钱半　柴胡七分　生甘草五分　黄柏酒制,半钱　黄连酒制,半钱　知母酒制,半钱　石膏四分　杏仁六个　桃仁一钱　当归身一钱　红花少许　防风一钱　荆芥穗一钱　熟地黄三分　小椒两个　细辛一分　生地黄一分

上件锉,如麻豆大,都作一服,水二盏,煎至一盏,去渣,稍热食后服。

甘草石膏汤　消病痊愈,再添舌白滑微肿,咽喉咽唾觉痛,嗌肿,时有渴,口中白沫如胶,饮冷则稍缓。

升麻一钱半　柴胡七分　甘草五分　黄柏一钱　知母一钱　石膏六分　杏仁六个　桃仁一钱　当归身一钱　熟地黄二分　小椒一个　细辛一分　黄连三分　红花少许　防风一钱　荆芥穗一钱　生地黄一分

上件锉,如麻豆大,都作一服,水二盏,煎至一盏,去渣,稍热,食后服。

辨六经渴并治

太阳渴,脉浮无汗者,五苓散、滑石之类。阳明渴,脉长有汗者,白虎汤、凉膈散之类。少阳渴,脉弦而呕者,小柴胡加瓜蒌汤主之。太阴渴,脉细不欲饮,纵饮思汤不思水。少阴渴,脉沉自利者,猪苓汤、三黄汤之类。厥阴渴,脉微引饮者,少少与之。滑石治渴,本为窍不利而用之,以其燥而能亡津液也;天令湿气太过者当用之,无湿用之是为犯禁。假小便不利,或渴或不渴,知内有湿也;小便自利而渴者,知内有燥也。湿宜渗泻之,燥以润之则可矣。

杂证汗而渴者,以辛润之;无汗而渴者,以苦坚之。伤寒食少而渴,当以和胃之药,不可用凉药止之,恐复损胃气,愈不能食也,白术、茯苓是也。太阳无汗而渴,不宜白虎汤;若汗后脉洪大而渴者,宜与之。阳明有汗而渴,不宜五苓散;若小便不利,汗少脉浮而渴者,宜与之。病者心肺热而不渴者,知不在太阴、少阴之本,而只在标也。在标则不渴矣,渴者是在本也。

疮疡门

明疮疡之本末

《生气通天论》云:营气不从,逆于肉理,乃生痈肿。又云:膏粱之变,足生大疔,受如持虚。《阴阳应象论》云:地之湿气,感则害人皮肉筋脉,是言湿气外伤,则营气不行。荣卫者,皆营气之所经营也;营气者,胃气也;运气也,营气为本;本逆不行,为湿气所坏,而为疮疡也。膏粱之变,亦是言厚滋味过度,而使营气逆行,凝于经络为疮疡也。此邪不在表,亦不在里,惟在其经中,道病也。以上《内经》所说,俱言因营气逆而作也。遍看诸疮疡论中,多言湿热相搏,热化为脓者;有只言热化为脓者;又言湿气生疮,寒化为热而为脓者,此皆疮疡之源也。宜于所见部分,用引经药,并兼见证药,中分阴证阳证也。泻营气是其本,本逆助火,湿热相合。败坏肌肉而为脓血者,此治法也。宜远取诸物以比之,一岁之中,大热无过四五月之间,当是时诸物皆不坏烂;坏烂者,六七月之间,湿令大行之际也。近取诸身热病,在身只显热,而不败坏肌肉,此理明矣。标本不得,邪气不服,言一而知百者,可以为上工矣。

营气不从,逆于肉理,乃生疮痈。且营气者,胃气也。饮食入于胃,先输于脾,而朝于肺,肺朝百脉;次及皮毛,先行阳道,下归五脏六腑,而气口成寸矣。今富贵之人,不知其节,以饮食肥酰之类,杂以厚味,日久太过,其气味俱厚之物,乃阳中之阳,不能走空窍先行阳道,反行阴道,逆于肉理,则湿气大胜;则子能令母实,火乃大旺,热湿即盛,必来克肾;若杂以不顺,又损其真水,肾即受邪,积久水乏,水乏则从湿热之化而上行,其疮多出背、出脑,此为大疔之最重者也。若毒气行于肺,或脾胃之部分,毒之次也。若出于他经,又其次也。湿热之毒所止处,无不溃烂,故《经》言:膏粱之变,足生大疔,受如持虚。如持虚器以受物,物无不受。治大疔之法,必当泻其营气。以标本言之,先受病为本,非苦寒之剂为主、为君不能除。其苦是疼痛也,诸疮疡有痛,往往多以乳香、没药杂以芳香之药止之,必无少减之理。若使经络流通,脏腑中去其壅滞,必无痛矣。苦寒之剂,除其疼痛,药下于咽,则痛立止,此神品药也。

疮疡食肉乃自弃也。疮疡者,乃荣气而作也,今反补之,而自弃何异?虽用药施治,而不能愈。地之湿气自外而入内者,疮疖当先服药,而后用针。如疮疖小,不欲饮药,或婴儿之疮,先当温衣覆盖,令其凝泣壅滞血脉温和,则出血立已者。不如此,血脉凝滞便针,则邪毒不泻,反伤良肉,又益其疮势也。疮疡及诸病,面赤虽伏大热,禁不得攻里,为阳气怫郁,邪气在经,宜发表以去之。故曰火郁则发之。虽大便数日不见,宜多攻其表以发散阳气,少加润燥之药以润之。如见风脉、风证,只可用发表风药,便可以通利得大便行也。若只干燥秘涩,尤宜润之,慎不可下也。诸九窍不利者,慎不可下也。疮疡郁冒,俗呼昏迷是也,宜汗之则愈。验疮各色治之,当从《素问》《针经》《圣济总录》《易老疮论》及诸家治疮用药法度,此为紧要,临病之际,宜详审。

疮疡治验

戊申岁，以饮酒太过，脉候沉数，九月十七日，至真定，脑之下，项之上，出小疮，不痛不痒，谓是曰疮，漫不加省，是夜宿睡善甫家。二日后觉微痛，见国医李公明之，不知问，凡三见之，终不为以为言。又二日，脑项麻不肿，势外散，热毒焮发，且闻此府刘帅者，近以脑疽物故，便疑之。三日间，痛大作，夜不复得寐。二十二日，诸镇之疡医，遂处五香连翘。明日再往，又请同门一医共视之，云此疽也。然而不可速疗，十八日得脓，俟脓出用药，或砭刺，三月乃可平，四月如故。予记医经，凡疮见脓，九死一生，果如二子言，则当有束手待毙之悔矣。乃诣姨兄韩参谋彦俊家，请明之诊视。

明之见疮，谈笑如平时，且谓予言，疮固恶，子当恃我，无忧恐尔。高粱之变，不当投五香，五香已无及，且疽已八日，当先用火攻之策，然后用药。午后以大艾炷如枣核许者攻之，至百壮，乃痛觉，次为处方。云是足太阳膀胱之经，其病逆当反治。脉中得弦紧，按之洪大而数，又且有力，必当伏其所主，而先其所因，以其始则同，其终则异，可使破积，可使溃坚，可使气和，可使必已，必先岁气，勿伐天和。以时言之，可收不可汗，经与病禁下，法当结者散之，咸以软之，然寒受邪而禁咸。诸苦寒为君、为用，甘寒为佐，酒热为引，用为使，以辛温和血，大辛以解结为臣，三辛三甘，益元气而和血脉，淡渗以导酒湿，扶持秋冬以益气泻火，以入本经之药和血，且为引用。既以通经以为主用，君以黄芩、黄连、黄柏、生地黄，知母酒制之，本经羌活、独活、防风、藁本、防己、当归、连翘以解结；黄芪、人参、甘草配诸苦寒者三之一，多则滋营气补土也。生甘草泻肾之火，补下焦元气；人参、橘皮以补胃气；苏木、当归尾去恶血；生地黄、当归身补血；酒制汉防己除膀胱留热；泽泻助秋去酒之湿热；凡此诸药，必得桔梗为舟楫乃不下沉。投剂之后，疽当不痛不拆，精气大旺，饮啖进，形体健。予如言服之，药后投床大鼾，日出乃寤，以手扪疮肿减七八。

予疑疮透喉，遂邀明之视之。明之惊喜曰：疮平矣。屈指记日，不五七日，作痂子，可出门矣。如是三日，忽有霄寐之变，予惧其为死候，甚忧之，而无可告语之者,适明之入门,戏谓予曰:子服药后有三验,而不以相告,何也? 乃历数云:子三二日来,健唉否乎? 曰:然。又问:子脚膝旧弱,今行步有力否乎? 曰:然。又问:子昨宵梦有霄寐之变,何不自言? 予为之一笑,终不以此变告之也。二十九日,疮痛全失,去灸瘢,脓出寻作痂。初,镇人见刘帅病疽之苦,言及者皆为悲惨。闻予复病此疮,亲旧相念者,皆举手加额,以早安为祷。十月十七日,明之邀往其家,乘马过市,人见之,有为之失喜者。盖始于投剂,至疮痂敛,却十四日而已。予往在聊城见明之治梁县杨飞卿胁痈、及郭文之父脑疽、杨叔能背疽,不十数日皆平复。皆不若治予疮之神也。医无不难,疗脑背疮尤难。世医用技岂无取效者,至于治效之外,乃能历数体中不言之秘,平生所见,惟明之一人而已。

乙未秋,予自济南回,伤冷太过,气绝欲死,明之投剂,应手而愈,起予之死。并此为二矣。他日效刘斯立传钱乙,当补述之,同年秋七月二十有五日河东元好问①记。

黄连消毒饮

黄连一钱 黄芩五分 黄柏五分 生地黄四分 知母四分 羌活一钱 独活四分 防风四分 藁本五分 当归尾四分 桔梗五分 黄芪二分 人参三分 甘草三分 连翘四分 苏木二分 防己五分 泽泻二分 橘皮二分

上件锉,如麻豆大,都作一服,水三盏,煎至一盏半,去渣,温服,食后。

一方加山栀子二分、五味子一分、麦门冬二分、枳壳二分、猪苓二分,名消毒溃坚汤,治八发痈肿、瘰疬、奶病,随患人虚实,药剂轻重用之,无不作效。

丁未季春二十二日,蒲(虔)主老年七十,因寒湿地气,得附骨痈,于左腿外侧,足少阳胆经之分,微侵足阳明分,阔六七寸,长一小尺,坚硬浸肿,不变肉色,皮泽深,但行步作痛,以指按至骨大痛,与药一服,立止,再日坚硬而肿消。

内托黄芪酒煎汤

柴胡一钱半 连翘一钱 肉桂一钱 黍粘子炒,一钱 黄芪二钱 当归尾二

---

① 元好问:号遗山(因在襄县东北遗山读书而名),北魏鲜卑族拓跋氏之后,秀容(今山西忻县)人。十四岁从陵川郝天挺受业,三十二岁登进士第,任镇平、内乡、南阳县令、翰进院制诰,尚书省左司员外郎。李东垣与元好问同出于范尊门下,先后同学,友谊较笃。元好问与李东垣从东京(开封)到聊城至觉寺,再到东平行台严实(忠济)家,二人一直相伴而行。

钱　黄柏半钱　升麻七分　甘草炙,半钱

上件咬咀,好糯米酒一盏半,水一大盏半,同煎至一大盏,去滓,大温服,空心宿食消尽服之,待少时,以早膳压之,使不令大热上攻中上二焦也。

尹老家寒,己酉岁十月初,有仲冬之寒,形志皆苦,于手阳明大肠经分出痈,第四日稠脓,幼小有癫疝,其臂外皆肿痛甚,先肿在阳明,左右寸皆短,中得之俱弦,按之洪缓有力。此痈得自八风之变,以脉断之,邪气在表。其证大小便如故,饮食如常,腹中和,口知味,知不在里也。不恶风寒,只热躁,脉不浮,知不在表也。表里既和,邪气在经脉之中也。故云凝于经络为疮痈。其痈出身半以上,故风从上受之。故知是八风之变为疮,只经脉之中也。治其寒邪,调和经中血气,使无凝滞则已矣。

白芷升麻汤

白芷七分　升麻半钱　甘草一分　黄芩二钱,酒制　生黄芩一钱半　黄芪二钱　桔梗半钱　红花少许

上咬咀,作一服,水酒各一大盏半,同煎至一盏,去滓,大温服,临卧,一服而愈。

贾德茂,男,年十岁,丁未四月十一日,于左大腿近膝股出附骨痈,不变肉色,漫肿皮泽,木硬,疮势甚大。其左脚乃肝之髀上也,更在足厥阴肝经之分,少侵足太阴脾经之分。其脉左三部细而弦,按之洪缓微有力。

内托黄芪柴胡汤

黄芪二钱　柴胡一钱　羌活半钱　连翘一钱三分　肉桂三分　土瓜根一钱,酒制　生地黄一分　黄柏二分　当归尾七分半

上件咬咀,作一服,水三盏、酒一盏,同煎至一盏,去滓,热服,宿食消尽服,一服而愈。

内托羌活汤　治足太阳经中,左右尺脉俱紧,按之无力,尻臀生痈,坚硬肿痛大作。

羌活二钱　防风一钱　藁本一钱　肉桂三分　黄柏二钱,酒制　连翘半钱　甘草炙,半钱　当归尾一钱　黄芪一钱半　苍术半钱　橘皮半钱

上件咬咀,都作一服,水二大盏,酒一盏,煎至一盏半,去滓,热服,空心,以夹衣盖覆其痈,使药力行罢去衣,一服则愈。

内托升麻汤 治妇人两乳间出黑头疮,疮顶陷下作黑眼子,其脉弦洪,按之细小。

升麻一钱半 葛根一钱半 连翘一钱半 肉桂三分 黄芪一钱 当归身一钱 黍粘子半钱 黄柏一分 甘草炙,一钱

上件㕮咀,都作一服,水二盏,酒半盏,同煎至一盏,去滓,食后温服。

救苦化坚汤 治瘰疬、马刀、挟瘿,从耳下或耳后下颈至肩上,或入缺盆中,乃手、足少阳之经分,其瘰疬在于颏下或至颊车,乃足阳明之分受心脾之邪而作也,今将二证合而治之。

升麻一钱 葛根半钱 真漏芦一钱 此三味,俱足阳明本经药也。

连翘一钱 此一味,十二经疮药中不可无,乃结者散之,能散诸血结气聚,此疮之神药也,此半温凉之气味中圣药也。

牡丹皮三分,出肠胃中留血、滞血 当归身三分 熟地黄三分 此三味,诸经中和血、生血、凉血药也。

黄芪一钱 护皮毛,闭腠理虚及活血脉生血,亦疮家圣药,又能补表之元气消少而弱也。

白芍药三分 如夏日倍之,其味酸,其气寒,能补中,益肺气之气弱,治腹中痛必用之。如冬寒证不可用之,为寒气故也。又治腹中不和,此乃散而不收,故用芍药味酸以收散气。

肉桂二分,大辛热 能散结积,阴证疮疡须当少用之,以寒因热用,又为寒气侵其疮,以大辛热以消浮冻之气,如有烦躁者去之,阴证疮必须用。

柴胡八分,功同连翘,如疮不在少阳经则去之 黍粘子三分,无肿不用

羌活一钱 独活半钱 防风半钱 此三味,必关手、足太阳证,脊痛项强,不可回顾,腰似折,项似拔者是也。其防风一味辛温,若疮在膈以上,虽无手、足太阳经证,亦当用之,为能散结去上部风。病人身拘急者,风也。诸痛见此证亦须用。

昆布二分 其味大咸,若疮坚硬者所宜用,为咸软坚。

广茂三分,煨 京三棱二分,煨 若疮坚硬甚者用,不甚坚硬勿用之,为坚者削之。

人参三分 补肺气之药也,如气短、气不调及喘者可加之。

益智仁二分　如唾多者,胃不和也,或病人吐沫、吐食,胃土寒者加之,无则去之。

厚朴姜制,一钱二分　如腹时见胀者加用之,无则勿用。

麦蘖曲一钱　治腹中缩急,兼能消食补胃。

曲末炒黄,二分　为食不能消化故也。

甘草炙,半钱　能调中和诸药,泻火益胃,亦能去疮邪。

黄连去须,二分　以治烦闷。

黄柏炒,三分　如有热,或腿脚无力者加之,如有躁烦欲去衣者,肾中伏火也,更宜加之,无此证勿用。

上件同为细末,汤浸蒸饼和,捻作饼子,日干,捣如米粒,每服秤二钱或三钱,白汤送下,量病人虚实,临时斟酌,勿令药多妨其饮食,此治之大法也。

如只在阳明分,为瘰疬者,去柴胡、鼠粘子二味,余皆用之;如在少阳分,为马刀、挟瘿者,去独活、漏芦、升麻、葛根,更加瞿麦穗三分;若气不顺,加橘皮,甚者加木香少许。

若本人素气弱,现患之病,其病势来时气盛而不短促者,不可考其平素,宜作气盛,而从病变之权也,更宜加黄芩、黄连、黄柏、知母、防己之类,视邪气在上、中、下三焦。假令在于上焦,加黄芩,一半酒制、一半生用;在中焦者,加黄连,一半酒制、一半生用;在下焦,则加酒制知母、酒制黄柏、酒制防己之类,选而用之。

若病不大便,为大便不通而滋其邪盛也,急加酒制大黄以利之;如血燥而大便干燥者,加桃仁、酒制大黄二味;如风结燥不行者,加麻子仁、大黄;如风涩而大便不行,加煨皂角仁、大黄、秦艽以利之;如脉涩,觉身有气涩,而大便不通者,加郁李仁、大黄以除气燥也。

如阴寒之病,为寒结闭而不大便,以《局方》中半硫丸或加煎附子、干姜,冰冷与之。大抵用药之法,不惟疮疡一说,诸疾病,量人素气弱者,当去苦寒之药,多加人参、黄芪、甘草之类,泻火而先补元气,余皆仿此。

散肿溃坚汤　治马刀疮,结硬块子,坚如石者,在耳下至缺盆中,或至肩上,或入胁下,皆手、足少阳经中,及瘰疬遍于颏或至颊车,坚硬如石,在足阳明经中所出,或二证疮已破,流脓水,并皆治之。

柴胡四钱　升麻三分　草龙胆半两,酒制炒,各四遍　黄芩八钱,酒制一半,生用一半　炙甘草二钱　桔梗半两　连翘三钱　瓜蒌根半两,切碎,酒制　当归尾二钱　白芍药二钱　黄柏酒制,去皮,半两　酒知母先锉,酒制,半两　葛根二钱　黄连一钱　京三棱三钱,酒制微炒　广茂三钱,锉碎,酒制,微炒　昆布去土,半两

　　上件㕮咀,每服秤六钱或七钱,水二盏八分,先浸多半日,煎至一盏,去渣,热服,于卧处身脚在高处,头低垂,每噙一口,作十次咽,服毕依常安卧,取药在膈上停蓄故也。另攒半料作极细末,炼蜜为丸,如绿豆大,每服一百丸或一百五十丸,用此汤一口送下,食后服之,药多少量病人虚实,应服药皆效此例。

　　升麻调经汤　治颏下或至颊瘰疬,此证出足阳明胃之经中来也。若疮深远,隐曲肉底,是足少阴肾中来也,乃戊胃传癸肾,是夫传与妻,俱作块子坚硬,大小不等,并皆治之,或作丸服亦得。

　　升麻八钱　葛根五钱　草龙胆酒制炒,半两　黄芩削去皮,酒制,半两　当归尾三钱　桔梗半钱　连翘半两　芍药三钱　黄柏去皮,酒炒,二钱　知母酒炒,一两　黄连去须,五钱　广茂酒炒,五钱　京三棱五钱,碎切,酒炒炙　甘草半两　生黄芩四钱

　　上件另秤一半作末,蜜为丸,如绿豆大,每服百丸或一百五十丸;一半多作㕮咀,每服秤半两,若能食便硬,可旋加之至七八钱止,水二盏,先浸多半日,煎至一盏,去渣,临卧热服,脚高头下而卧,噙一口,作十次咽,留一口在后,送下丸子药,服药毕,卧如常,此制之缓也。

　　连翘散坚散　治耳下至缺盆或至肩上生疮,坚硬如石,动之无根,名曰马刀,从手、足少阳经中来也,或生两胁,或已流脓作疮,未破皆治之。

　　柴胡一两二钱　连翘半两　当归尾半两,酒制　芍药三钱　土瓜根一两,酒炒　炙甘草三钱　草龙胆酒制四次,一两　生黄芩半两　苍术二钱　黄芩酒炒二次,七两　黄连二钱,酒炒二次　广茂半两　京三棱细锉,半两,同广茂酒制一次,微炒干

　　上件秤一半为细末,炼蜜为丸,如绿豆大,每服一百丸或一百五十丸,另一半㕮咀,每服半两,水一盏八分,浸多半日,煎至一盏,去渣,卧时热服,头下脚高,去枕而卧,每口作十次咽,留一口送下丸子药,服毕,卧如常,亦缓治之。

　　项上瘰疬、马刀,将先出一疮用四棱铁环按定不令走,后作口子,以油药纸

捻纻之,勿令合了,以绝其疮之源,其效甚速。如疮不破,或本人不肯,更以龙泉散涂。

龙泉散方　瓦粉①　龙泉粉各半两,炒,半润湿,另研　昆布去土,三钱或五钱　广茂　京我三棱各半两,酒制,锉碎炒

上件同为细末,煎熟水调涂之,用此去疾尤速,一二日一易之。

柴胡连翘汤　治男子、妇人马刀疮。

柴胡半两　黍粘子二钱　中桂三分　连翘五钱　瞿麦穗六钱　甘草炙,三钱　生地黄三钱　当归尾一钱半　黄柏三钱,酒制　知母半两,酒制　炒黄芩半两

上件咬咀,如麻豆大,每服秤五钱或二钱,水二大盏,煎至一盏,去渣,稍热服,食后时时服之。

黍粘子汤　治耳痛生疮。

桔梗半两　柴胡三分　连翘二分　黍粘子二分　当归尾二分　黄芩二分　生地黄二分　黄芪三分　炙甘草二分　黄连二分　草龙胆一分　昆布一分　蒲黄一分　苏木一分　桃仁三个　红花少许　生甘草一分

上件咬咀,如麻豆大,都作一服,水二盏,煎至一盏,去渣,稍热服,食后,忌寒药利大便。

连翘防风汤　治皮痒,腋下疮,背上疮,耳聋、耳鸣。

麻黄一钱　桂枝二分　草豆蔻一钱　当归尾七分　红花少许　羌活一钱　防风一钱　柴胡一钱　升麻半钱　连翘半钱　桔梗半钱　甘草半钱　生地黄半钱　酒黄芩一钱　苍术一钱

上件锉,如麻豆大,都作一服,水二大盏,煎至一盏,去滓,稍热服之。

消肿汤　治马刀疮。

柴胡二钱　连翘三钱　当归尾一钱　红花少许　甘草一钱　生黄芩二钱　黄连半钱　瓜蒌根一钱半　黍粘子半钱,炒　黄芪一钱半

上件,每服秤半两,水二大盏,煎至一盏,去滓,稍热服,食后,忌酒湿面。

柴胡通经汤　治小儿项侧有疮,坚而不溃,名曰马刀。

柴胡二分　连翘二分　当归尾二分　红花少许　黄连五分　黄芩二分　生

---

① 瓦粉:即铅粉。

甘草二分　黍粘子二分　桔梗二分　京三棱二分

上件㕮咀,麻豆大,都作一服,水二大盏,煎至一盏,去滓,稍热服,食后,忌苦药泄大便。

保生救苦散　治火烧,热油所损,或至脱肌肉,及一切犬咬伤损,并刀斧所伤,及诸疮血不止,如神。上此药时,疮口变黑色勿怪,待药力尽,却变红和也。

生寒水石　大黄火煨　黄柏油炒,以上各等分

上为细末,小油调涂之,若干上亦得,其痛立止,与无疮同,不作脓,无分毫苦楚,日近完复,久无破伤风证。

圣愈汤　治诸疮,血出多而心烦不安,不得眠睡,此亡血故也。

熟地黄三分　生地黄三分　当归身半钱　川芎三分　黄芪半钱　人参三分

上件㕮咀,都作一服,水一大盏半,煎至一盏,去滓,稍热服,不计时候。

一上散　治诸般疥癣必效。

雄黄通明,手可碎,五钱　熟硫黄半两　斑蝥三个,去翅足,研碎　黑狗脊五钱　寒水石五钱　蛇床子半两,炒

上另研雄黄、硫黄、寒水石如粉,次入斑蝥和匀,蛇床子、黑狗脊另为细末,同研匀。凡疥癣令汤透去痂,油调手中擦热,鼻中嗅三两次,擦上,可一上即愈也。如痛甚肿满高起者,加寒水石一倍;如不苦痒,只加狗脊;如微痒,只加蛇床子;如疮孔中有虫,加雄黄;如喜火炙汤烫者,加硫黄,即臭不止,亦可愈也。

柳枝当归膏　贴一切热疮。

当归尾尖细,稍水浸,一两　杏仁浸去皮尖,一百个　黄丹细研,水飞,六两　肥嫩柳枝三两半,切如一寸,水洗净,令干　肥嫩桃枝一两半,洗净,令干　芝麻油一斤

上件,先令油热,下桃柳枝熬令半焦,以绵裹当归、杏仁,同熬至桃柳枝黑焦为度,去药渣,滤油,澄净,抹去铫子中滓秽,令净,再上火令沸,旋旋入黄丹熬,滴水中不散为度,或只于纸上摊,令不透纸为度。

桃枝当归膏　贴一切恶疮。

当归身去细梢,洗去土,干,一两　杏仁汤浸,去皮尖,一百个　肥嫩柳枝三两半,切寸许,水洗,干　肥嫩桃枝一两半,切寸许,水洗,干　黄丹水飞,六两　芝麻油一斤

上件,先令油热,下桃枝、柳枝,令半焦,以绵裹当归、杏仁,同熬至桃枝、柳枝黑焦为度,去药渣,滤油,澄净,抹出铫子中滓秽令净,再上火令沸,旋旋入黄

丹,熬成滴水中不散为度,或只摊纸上,不透为度。

夺命膏 专治疔疮石硬,始终皆大寒证。

当归尾一两 木鳖子去皮,五个 巴豆去壳,肥者,二十三枚 桃枝寸许,一百一十茎 没药三钱 黄丹五两 蓖麻子去壳,二十个 粉霜半两 白及三钱半 乳香三钱 藁本半两 杏仁七十个 柳枝寸许,六十茎 芝麻油一斤

上件一处,先将桃、柳枝下在油内,煮焦,取出不用,次下余药物,熬至焦黑,滤去滓,却将油澄清,上火令沸,旋入黄丹,熬成膏药,绯绢上摊之,立有神效。如寒证去,其疮不任此药作痛,换柳枝膏贴。大抵膏药,只可护卫皮肤,行疮口上气血而已,使气血周流而无凝滞,乃上法也。既经络行,必无疼痛,易为痊瘳矣。

治疮脉诀

身重脉缓,湿胜,除湿;身热脉大,心躁时肿,乍来乍去,热;诸痛,眩运动摇,脉弦,去风;气涩、气滞干燥,口少津液,脉涩,泻气补血。寒胜则浮,食不入,便溺浊多,恶寒,脉紧细,泻寒水。

破毒散 治便毒、横痃已成、未成,随即消散,应效如神。

滑石末三钱 斑蝥炒,去头、足、翅,三个,为末

上二件和匀,分作三服,空心食前,一日服毕,少用茶汤调下,毒气俱从小便中出。如小便疼痛,浓煎车前子、木通、灯心、泽泻汤,顿服即已。

卷四　妇人门

经闭不行有三

《阴阳别论》云:二阳之病发心脾,有不得隐曲,女子不月,其传为风消、为

息贲者,死不治。妇人脾胃久虚,或形羸气血俱衰,而致经水断绝不行,或病中消,胃热,善食渐瘦,津液不生。夫经者,血脉津液所化,津液既绝,为热所烁,肌肉消瘦,时见渴燥,血液枯竭,病名曰血枯经绝,宜泻胃之燥热,补益气血,经自行矣。此证或经适行而有子,子不安为胎病者有矣;或心包脉洪数,躁作时见,大便秘涩,小便虽清不利,而经水闭绝不行,此乃血海干枯,宜调血脉、除包络中火邪,而经自行矣。《内经》所谓小肠移热于大肠,为癥瘕、为沉。脉涩不利,则月事沉滞而不利。故云为癥瘕、为沉也。或因劳心,心火上行,月事不来,安心补血泻火,经自行矣。故《内经》云:月事不来者,胞脉闭也。胞脉者,属心而络于胞中,今气上迫肺心,气不得下,故月事不来也。

经闭治验

裴泽之之夫人,病寒热而月事不至者数年矣,已加喘嗽,医者率以蛤蚧、桂、附等投之。曰:不然。夫人病,阴为阳所搏,温剂太过,故无益而反害,投以凉血和血之药,则经行矣,已而果然。

经漏不止有三

《阴阳别论》云:阴虚阳搏谓之崩。妇人脾胃虚损,致命门脉沉细而数疾,或沉弦而洪大有力,寸关脉亦然,皆由脾胃有亏,下陷于肾,与相火相合,湿热下迫,经漏不止,其色紫黑,如夏月腐肉之臭。中有白带者,脉必弦细,寒热作于中;中有赤带者,其脉洪数疾,热明矣,必腰痛或脐下痛,临经欲行,先见寒热往来,两胁缩急,兼脾胃证出现,或四肢困热,心烦不得眠卧,心下急,宜大补脾胃而升举血气,可一服而愈。或人故贵脱势,人事疏少;或先富后贫,心气不足,其火大炽,旺于血脉之中,又致脾胃饮食失节,火乘其中,形质、肌肉、容颜似不病者,此心病不行于诊,故脾胃饮食不调,其证显矣。而经水不时而下,或适来适断,暴下不止,当先说恶死之言,劝谕令拒死而心不动,以大补气血之药,举养脾胃,微加镇坠心火之药治其心,补阴泻阳,经自止矣。《痿论》云:悲哀太甚则胞络绝,胞络绝则阳气内动,发则心下崩,数溲血也。故本病曰大经空虚,发则肌痹,传为脉痿,此之谓也。

崩漏治验

宣德侯经历之家人,病崩漏,医莫能效,切脉。且以纸疏其证,至四十余种,为药疗之,明日而二十四证减,前后五六日,良愈。侯厚谢而去。凡治设施,皆此类也。

调经升阳除湿汤 治女子漏下恶血,月事不调,或暴崩不止,多下水浆之物,皆由饮食失节,或劳伤形体,或素有心气不足。因饮食劳倦,致令心火乘脾,其人必怠惰嗜卧,四肢不收,困倦乏力,无气以动,气短上气,逆急上冲,其脉缓而弦,急按之洪大,皆中指下得之,脾土受邪也。脾主滋荣周身者也;心主血、血主脉,二者受邪,病皆在脉。脉者,血之府也。脉者,人之神也。心不主令,包络代之,故曰心之脉主属心系。心系者,包络、命门之脉。至月事因脾胃虚而心包乘之,故漏下月水不调也。况脾胃为血气、阴阳根蒂,当除湿去热,益风气上伸以胜其湿。又云,火郁则发之。

柴胡 羌活各半钱 防风一钱 蔓荆子七分 独活半钱 苍术一钱半 甘草炙,一钱 升麻一钱 藁本一钱 当归酒制,半钱 黄芪一钱半

上㕮咀,如麻豆大,勿令作末,都作一服,以洁净新汲水五大盏,煎至一盏,去滓,空心腹中无宿食,热服之,待少时,以早饭压之,可一服而已。如灸足太阴脾经中血海①穴二七或三七壮,立已。此药乃从权之法,用风胜湿,为胃下陷而气迫于下,以救其血之暴崩也;并血恶之物住后,必须黄芪、人参、当归之类数服以补之,于补气升阳汤中加以和血药便是也。若经血恶物下之不绝,尤宜究其根源,治其本经,只益脾胃,退心火之亢,乃治其根蒂也。若遇夏月白带

---

① 血海:脾经穴位,位居股部内侧髌上2寸,有活血化瘀、补气养血、固血摄血之功,闭经、崩漏、月经不调均可用之。因冲脉与脾经脉气相通,血海还有促进生殖系统发育的作用,现常用于性征发育不全、男女性功能障碍、输卵管不通、精子减少症、精液不液化症。可针刺、艾灸、点刺放血、拔罐。

下,脱漏不止,宜用此汤,一服立止。

凉血地黄汤 治妇人血崩,是肾水阴虚,不能镇守包络相火,故血走而崩也。

生地黄半钱　黄连三分　黄柏二分　黄芩一分　知母二分　羌活三分　柴胡三分　升麻二分　防风三分　藁本二分　当归半钱　甘草一钱　细辛二分　荆芥穗一分　川芎二分　蔓荆子一分　红花少许

上㕮咀,都作一服,水三大盏,煎至一盏,去渣,稍热服,空心食前。足太阴脾之经中血海二穴,在膝髌上内廉白肉际二寸中,治女子漏下恶血,月事不调,逆气腹胀,其脉缓是也,灸三壮。足少阴肾之经中阴谷①二穴,在膝内辅骨后大筋下,小筋上,按之应手,屈膝取之,治膝如锥,不得屈伸,舌纵涎下,烦逆溺难,小腹急引阴痛,股内廉痛,妇人漏血不止,腹胀满不得息,小便黄,如蛊,女子如妊娠,可灸二壮。

丁香胶艾汤 治崩漏不止。盖心气不足,劳役及饮食不节所得。经隔少时,其脉二尺俱弦紧时洪,按之无力,其证自觉脐下如冰,求厚衣覆以御其寒,白带白滑之物多,间有屋漏水下,时有鲜血,右尺脉时洪微也。屋漏水暴多下者,是急弦脉,寒多;如洪脉时见,乃热少。合而明之,急弦者,北方寒水多也;洪脉时出者,是命门、包络之火少也。黑物多,赤物少,合成屋漏水之状也。

当归身一钱二分　川芎四分　阿胶六分,炮　熟地黄三分　生艾叶一钱　白芍药三分　丁香四分

上件,川芎为末,当归酒洗锉,熟地黄亦锉,丁香为细末,艾锉,都作一服,用水五大盏,先煎五味作一大盏二分,去滓,入胶、艾再上火煎至一大盏,空心食前,带热服之。

丁未仲冬,郭大方说其妻经水暴崩不止,先曾损身失血,自后一次经缩十日而来,今次不止,其人心窄,性急多惊,以予料之,必因心气不足,饮食失节得之。大方曰:无。到彼诊得掌中寒,脉沉细而缓,间而沉数,九窍微不利,四肢无力,上喘气短促,口鼻气皆不调,果有心气不足,脾胃虚损之证,胃脘当心而痛及左胁下缩急有积,当脐有动气,腹中鸣下气,大便难,诸虚证极多,不能尽录。拟先治其本,余证可以皆去,与安心定志,镇坠其惊,调和脾胃,益元气,补

---

① 阴谷:肾经的水穴,滋阴养血,补肾益精,妇科、男科常用穴,治疗男女性功能障碍的常用穴。

血脉,养其神,以大热之剂去其冬寒,寒凝在皮肤内,少加生地黄去命门相火,不令四肢痿弱。黄芪当归人参汤主之。

黄芪当归人参汤

黄芪一钱　当归身一钱半　人参一钱　草豆蔻仁六分　炒曲半钱　黄连一分　生地黄三分　陈皮半钱　麻黄不去节,一钱　杏仁五个,研　桂枝半钱

上㕮咀,分作二服,每服水二大盏半,煎麻黄令沸,去沫,煎至二盏,入诸药,同煎至一大盏,于巳午时之间,食消尽服之,一服立止。其胃脘痛乃胃土有客寒,与大热药草豆蔻丸十五丸,白汤送下,再与肝之积药,除其积之根则愈。

当归芍药汤　治妇人经脉漏下不止,其色鲜红,时值七月处暑之间,先因劳役脾胃虚损,气短气逆,自汗不止,身热闷乱,恶见饮食,非惟不入亦不思饮食,沉困懒倦,四肢无力,大便时泄,后再因心气不足,经脉再下不止,微觉气下脱,其元气逆上全无,惟觉心腹中气下行,气短少不能言,是无力以言,非懒语也。此药主之。

黄芪一钱半　白术　苍术　当归身　白芍药各一钱　熟地黄半钱　炙甘草　生地黄各三分　橘皮五分　柴胡二分

上十味㕮咀,如麻豆大,分作二服,每服水二盏半,煎至一盏,去滓,稍热服,空心。一服之后,渐减,次日全住,诸证悉去,顿喜饮食。盖天气通,而闻饮食香,得平康故也。

柴胡调经汤　治经水不止鲜红,项筋急,脑痛,脊骨强痛,不思饮食。

羌活一钱　独活半钱　藁本半钱　苍术一钱　柴胡七分　升麻半钱　葛根三分　当归身三分　炙甘草三分　红花少许

上锉,如麻豆大,都作一服,水四大盏,煎至一盏,去滓,空心,稍热服,取微汗立止。

一妇人,经候黑血凝结成块,左厢有血瘕,水泄不止,谷有时不化,有时化,后血块暴下,并水俱作,是前后二阴有形之血脱竭于下,既久,经候犹不调,水泄日见三两行,食罢烦心不快,饮食减少,甚至瘦弱。求治,乃审而细思之曰:夫圣人治病,必本四时升降浮沉之理,权变之宜,必先岁气,勿伐天和,无盛盛,无虚虚,遗人夭殃,无致邪,无失正,绝人长命。故仲景云:阳盛阴虚,下之则愈,汗之则死;阴盛阳虚,汗之即愈,下之即死。大抵圣人立法,且如升阳或发

散之剂,是助春夏之阳气,令其上升,乃泻秋冬收藏殒杀寒凉之气。此病是也,当用此法治之。升降浮沉之至理也,天地之气以升降浮沉乃从四时,如治病不可逆之。故《经》云:顺天者昌,逆天者亡,可不畏哉!夫人之身亦有四时天地之气,不可只认在外,人亦体同天地也。今漏经不止,是前阴之气血已脱下矣;水泄又数年,是后阴之气血下陷已脱矣。后阴者,主有形之物也;前阴者,精气之户。下竭,是病人周身之气血,常行秋冬之令,阴主杀,此等收藏之病是也。阳生阴长,春夏是也。在人之身,令气升浮者,谷气上行也。既病,人周身气血皆不生长,谷气又不升,其肌肉消少,是两仪之气俱将绝。即下元二阴俱脱,血气消竭。假令当是热证,今下焦久脱,化为寒矣。此病久沉久降,寒湿大胜,当急救之。泻寒以热,除湿以燥,大升、大举以助生长,补养气血不致偏竭。圣人立治之法,既湿气大胜,以所胜治之,助甲风木上升是也。故《经》云:风胜湿,是以所胜平之也。当先调和胃气,次用白术之类以燥其湿而滋元气。如其不止,后用风药以胜湿,此便是大举、大升以助春夏二湿之久陷下之治也。

益胃升阳汤 血脱益气,古圣人之法也。先补胃气以助生发之气,故曰阳生阴长,诸甘药为之先务。举世皆以为补气,殊不知甘能生血,此阳生阴长之理也。故先理胃气,人之身纳谷为宝。

黄芪二钱 人参一钱半,有嗽去之 炙甘草一钱 升麻半钱 柴胡半钱 白术三钱 当归身一钱,酒浸 炒曲一钱半 陈皮一钱 生黄芩泻盛暑之伏,庚金肺逆,每服加少许,秋凉去之

上件咬咀,每服秤一钱或二钱,视食加减之,如食少,已定二钱内更减之,不可令胜食,每服水二大盏,煎至一盏,去滓,稍热服。如腹中痛,每服加芍药三分、去皮中桂少许;如渴或口干,加干葛二分,不计时候。

升阳举经汤 治经水不止,如右尺脉按之空虚,是气血俱脱,大寒之证;轻手其脉数疾,举指弦紧或涩,皆阳脱之证,阴火亦亡,见热证于口鼻眼,或渴,此皆阴躁阳欲先去也,当温之、举之、升之、浮之、燥之。此法当大升浮血气,且补命门下脱也。

柴胡二钱 藁本去土,二钱 白术三钱 黄芪味甘者佳 当归身各三钱 红花少许 肉桂去皮,盛暑勿用,秋冬半钱 桃仁汤浸,去皮尖,十个,细研 川芎一钱 细辛六分 地黄 人参各一钱 白芍药半钱 羌活二钱 黑附子炮去皮脐,五分

独活一钱半　防风二钱　甘草一钱半

上件吹咀,每服秤三钱,若病势顺当,渐渐加之,至半两止服,水三盏,煎至一盏,去滓,空心,稍热服之。

每日水泄三两行　米谷有时不化论

凡泄痢,米谷不化谓飧泄,是清气在下,胃气不上升。古之圣人,以升浮扶持胃气,一服而愈,知病在中焦脾胃也。又湿多成五泄。湿者,胃之别名也。病本在胃,故真气弱。真气者,谷气也。不能克化饮食,乃湿胜也。以此论之,只是脾胃弱所得也。初病之时,夺食或绝不食一二日,胃气日胜,泄不作矣。今已成大泄。又云:治湿不利小便,非其治也。又云:下焦如渎。又云:在下者,引而竭之。二阴有所积蓄,利于便,利去之也。唯此二证,不宜以此论之。其病得之于胃气下流,清气不升,阳道不行,宜升、宜举,不宜利小便。

头有疾,取之足,为阳病在阴;足有疾,取之上,为阴病在阳也。《经》言:阳病在阴,阴病在阳,此之谓也。中有疾,傍取之。傍者,少阳甲胆是也;中者,脾胃也。脾胃有疾,取之于足少阳。甲胆者,甲风是也,东方风也。胃中之谷气者,便是风化也。一体休作两认,故曰胃中湿胜而成泄泻。助甲胆风胜以克之,又是升阳助清气上行者也。

泄不止有五,经漏亦然。此皆清气不升而作也,只合益胃助清气上行为法。又一说,中焦元气不足,溲便谓之变,肠为之苦鸣;亦缘春气不升,故治甲风上升。又云风胜湿者是也。大抵此证,胃气弱不能食,夺食则一二日可止也。夺食之理,为胃不能克化,食下则为泄,如食不下何以作泄? 当为药滋养胃气,令和,候泄止,渐与食,胃气胜则安矣。若食不化者,升阳风药内加炒曲同煎。兼食入顷心下痞,心下者,胃之口也,必口沃沫,或食入反出,皆胃上停寒,其左手关脉中弦,按之缓,是风湿相合,谷气不行,清气不升,为弦脉之寒所隔,故不下也。曲之大热,亦能去之。若反胃者,更加半夏、生姜入于风药内同煎。夺食、少食,欲使胃气强盛也。若药剂大,胃不能胜药,泄亦不止,当渐与之。今病既久,已至瘦弱,当以常治法治之,不可多服药饵,切嘱之。人之肉如地土,岂可无之！消瘦人有必死者八般，《素问》中有七，《灵枢经》中有一。若病肌肉去尽，勿治，天命已矣。如肌肉不至消瘦尽，当急疗之，先当食而益胃气与升阳，先助其气，次用风药以助升腾之气，可以已矣。余皆勿论，此治之上也。

半产妄用寒凉药有误论

妇人分娩及半产漏下，昏冒不省，瞑目不知觉，盖因血暴亡。有形血去，则心神无所养。心与包络者，君火与相火也。得血则安，亡血则危，火之上炽故令昏冒，火乘其肺瞑目不省人事，是阴血暴去不能镇抚也。血已亏损，往往用滑石、甘草、石膏之类，乃辛甘大寒之药，能泻气中之热，是血亏泻气，乃阴亏泻阳，使二者俱伤，反为不足。虚劳之病，昏迷不省者，上焦心肺之热也。此无形之热，用凉寒之药驱令下行，岂不知上焦之病，悉属于表，乃阴证也，汗之则愈；今反下之，幸而不死，暴亏气血，生命岂能久活。又不知《内经》有说，病气不足，宜补不宜泻。但瞑目之病，悉属于阴，宜汗不宜下。又知伤寒郁冒，得汗则愈，是禁用寒凉药也。分娩、半产，本气不病，是暴去其血，亡血补血又何疑焉？补其血则神昌，常时血下降亡，今当补而升举之，心得血而安神不昏矣。血若不下，是秋冬之令大旺，今举而升之，以助其阳，则目开神不昏迷矣。今立一方，补血养血，生血益阳，以补手、足厥阴之不足，名曰全生活血汤。

全生活血汤

柴胡二钱　当归身酒制，二钱　生地黄一钱，夏月加之　熟地黄一钱　川芎一钱半　防风二钱

诸阳既陷何以知之？血下脱也。

细辛　蔓荆子各五分　藁本一钱半　羌活　独活各二钱　升麻三钱　葛根二钱　白芍药三钱　炙甘草二钱　红花三分

上件㕮咀，如麻豆大，每服五钱，水二盏，煎至一盏，去滓，稍热服，食前。

癥疝带下论

《脉解论》云：厥阴所谓癥疝，妇人少妇肿者是也。厥阴者，辰也。三月阳中之阴，邪在中故曰癥疝，小腹肿也。所谓腰脊痛不可以俯仰者，三月一振荣华，乃物一俯而不仰也。所谓癥癃疝腹胀者，阴亦盛而脉胀不通，故云癥癃疝也。所谓甚则嗌干热中者，阴阳相薄则热，故嗌干也。《骨空论》云：任脉者，起于中极之下，以上毛际，循腹里，上关元，至咽喉，上颐，循面入目。任脉为病，男子内结七疝，女子带下瘕聚。又督脉者，起于少腹以下骨中央，女子系廷孔，其孔，溺孔之端也，其络循阴器，合篡间，绕篡后，别绕臀，至少阴，与巨阳中络者，合少阴上股内后廉，贯脊，属肾，与太阳起于目内眦，上额，交巅上，入络脑，还出别下项，循肩膊内，挟脊抵腰中，入循膂，络肾；其男子循茎下至篡，与女子等，其少腹直上者，贯脐中央，上贯心，入喉，上颐，环唇，上系两目之下中央。此生病，从少腹上冲心而痛，不得前后，为冲疝。其女子不孕，癃，痔，遗溺，嗌干。督脉生病治督脉，治在骨上，甚者在脐下营。

《黄帝针经》六卷五色第四：痛下为卵痛，肾乘心，心先病，肾为应色皆如是。男子色在于面王，为小腹痛，下为卵痛，其环直为茎痛，高为本，下为首，狐疝癃阴之属也；女子色在于面王，为膀胱、子处之病，散为痛，搏为聚，方圆左右，各如其形色。其随而下至胝为淫，有润如膏状，为暴食不洁。左为左，右为右，其色有邪，聚空不端，面色所指者也。色者，青黑赤白黄，皆端满有别乡。别乡赤者，其色赤，大如榆荚，在面王为不月。其色上锐，首空上向，下锐下向，在左右如法。以五色命脏，青为肝，赤为心，白为肺，黄为脾，黑为肾。肝合筋，心合脉，肺合皮，脾合肉，肾合骨也。夫手、足厥阴者，生化之源也。足厥阴主肝木，肝藏血；手厥阴命门、包络相火，男子藏精施化，妇人系胞有孕。生化虽异，受病则同。女子二七而天癸至，任脉通，太冲脉盛，月事以时下，故有子，皆主生化。如病则癥疝带下之病作矣。叔和云：尺脉第三同断病者是也。

酒煮当归丸 治癥疝、白带下注、脚气、腰以下如在冰雪中，以火焙干重重厚棉衣盖其上，犹寒冷，不任寒之极也。面白如枯鱼之像，肌肉如刀刮削，瘦峻之速也。小便不止,与白带常流而不禁固,自不知觉,面白,目青蓝如菜色,目眊眊无所见,身重如山行,步欹侧不能安地,腿膝枯细,大便难,闭口不能言,无力之极,食不下,心下痞,烦心懊恼,不任其苦,面停垢,背恶寒,此上、中、下三阳真气俱虚欲竭,哕呕不止。胃虚之极也。其脉沉厥紧而涩,按之空虚。若脉洪大而涩,按之无力,犹为中寒之证,况按之空虚者乎!按之不鼓是谓阴寒,其空虚乃血气俱虚之极也。

当归一两　茴香半两　良姜七钱　黑附子七钱

上四味锉,如麻豆大,以上等好酒一升半,同煎至酒尽,焙干。

炒黄盐三钱　丁香半两　全蝎三钱　柴胡二钱　升麻　木香各一钱　苦楝生用　炙甘草各半两　玄胡四钱

上与前四味药同为细末,酒煮白面糊为丸,如梧桐子大,每服五七十丸,空心,宿食消尽,淡醋汤送下,忌酒湿面、油腻物。

固真丸　治白带久下不止,脐腹冷痛,阴中亦然,目中溜火壅其上,视物眊眊然无所见,牙齿恶热饮,痛须得黄连细末擦之乃止,唯喜干食,大恶汤饮。此病皆寒湿乘其胞内,故喜干而恶湿。肝经阴火上溢,走于标故上壅,而目中溜火。肾水浸肝而上溢,致目眊眊而无所见。齿恶热饮者,是少阳、阳明经伏火也。

白石脂一钱,以火烧赤,水飞,研细,日干　干姜炮,四钱　黄柏酒制　白芍药各半钱　白龙骨二钱　柴胡一钱　当归身酒制,二钱

前证乃寒湿为之也,治法当大泻寒湿,以丸子药治之。故曰寒在下焦,治主病宜缓以制大,忌汤剂。以白石脂、白龙骨以枯其湿,以炮干姜大辛热泻寒水,以黄柏之大寒为因用,又为向导。故云:古者虽有重罪,不绝人之后,亦为之伏其所主,先其所因之意。又泻齿中恶热饮也,以柴胡为本经之使,以芍药半钱导之,恐辛热之药大甚,损其肝经,故微泻之,以当归身辛温,大和其血脉,此用药之法完备矣。

上件,除石脂、龙骨水飞研外,同为极细末,水煮稀面糊为丸,如鸡头仁大,日干,空心,候宿食消尽,煎百沸汤,令大温,多用送下,无令胃中停滞,待少时以早膳压之,是不令热药犯胃也。忌生冷硬物、酒与湿面。

白文举正室,白带常漏久矣,诸药不效,诊得心包尺脉微,其白带下流不止。叔和云:崩中日久为白带,滑下多时骨木枯。言崩中者,始病血崩,久则

血少复亡其阳,故白滑之物下流不止,是本经血海将枯,津液复亡,枯干不能滋养筋骨。以本部行经药为引用、为使,以大辛甘油腻之药润其枯燥而滋津液;以大辛热之气味药补其阳道,生其血脉;以苦寒之药泄其肺而救上;热伤气,以人参补之;以微苦温之药为佐而益元气,名之曰补经固真汤。

补经固真汤

柴胡　炙甘草各一钱　干姜细末,二钱　橘皮半钱　人参二钱　郁李仁一钱,研如泥　白葵花去萼,四分　生黄芩一钱,另入

上件,除黄芩外,以水三盏,煎至一盏七分,再入生黄芩同煎至一盏,去滓,空心,无宿食滞,热服,少时,以早膳压之。

升麻燥湿汤　治白带下,阴户痛,控心急痛,身黄皮缓,身如山重,阴中如冰。

防风一钱　柴胡一钱三分　良姜　干姜各一钱　橘皮半钱　白葵花七朵　生黄芩半钱　郁李仁　甘草各一钱

上件锉,如麻豆大,分作二服,每服水二盏,煎至一盏,去滓,稍热服,食前,少时,以美膳压之。

当归附子汤　治脐下冷痛,赤白带下。

良姜　干姜　附子以上各一钱　柴胡七分　升麻半钱　炙甘草六分　当归二分　蝎梢半钱　炒盐三分　黄柏少许为引用

上为粗末,每服五钱,水五盏,煎至一盏,去滓,稍热服;或为细末,酒糊作丸亦得。

调经固真汤　冬后一月,微有地泥冰泮,其白带再来,阴户中寒,立此方一服而愈。

麻黄不去节,五分　杏仁两个　桂枝少许　炙甘草五分　黄芪七分　人参　当归身各五分　高良姜一钱　白术五分　苍术二分　泽泻　羌活各一钱　防风二分　柴胡四分　独活　藁本各二分　生黄芩五分　干姜炮,二分　白葵花七朵,去萼

上件哎咀,如麻豆大,除黄芩、麻黄各另外,都作一服,先以水三大盏半,煎麻黄一味,令沸,掠去沫,入余药同煎至一盏七分,再入生黄芩,煎至一盏,去滓,空心,宿食消尽,日高时热服之,待一时许可食早饭。

桂附汤　治白带腥臭,多悲不乐,大寒。

肉桂一钱　附子三钱　黄柏半钱,为引用　知母半钱

上件㕮咀,都作一服,水二盏,煎至一盏,去滓,稍热服,食远。如不思饮食,加五味子二十个,如烦恼,面上麻如虫行,乃胃中元气极虚,加黄芪一钱半、人参七分、炙甘草半钱、升麻半钱。

戊甲春,一妇人,六十岁,病振寒战栗_{太阳寒水客也},呵欠、嚏喷_{足少阳溢也},口亡津液_{足阳明不足也},心下急痛而痞_{手少阴受寒也,故急痛,足太阴血滞为痞},身热近火_{热在皮表,寒在骨髓,亦有振寒战栗也},脐下恶寒_{丹田有寒也},浑身黄而白睛黄_{寒湿也},以余证之,知其寒也,溺黄赤而黑、频数_{寒湿胜也},自病来,身重如山,便着床枕至阴湿盛也,其脉诊得左右关并尺命门中得弦而急,极细,杂之以洪而极缓_{弦急为寒,加之以细,细者北方寒水,杂以缓甚者,湿胜出黄色也,又洪大者,心火受制也},左尺控之至骨,举指来实者_{壬癸俱旺也},六脉按之俱空虚_{下焦无阳也}。先以轻剂去其中焦寒湿,兼退其洪大脉,理中汤加茯苓是也。

理中茯苓汤

白术　干姜　炙甘草　人参　茯苓_{除寒湿,各三钱}

上件为细末,每服秤二钱,水一盏半,煎至一盏,冰之令寒服之,谓之热因寒用,其寒以对足太阳之假热也。以干姜之辛热以泻其真寒也。故曰真对真、假对假。若不愈,当以术附汤冰之令寒,以补下焦元气也。

玄胡苦楝汤　治脐下冷,撮痛,阴冷大寒,带下。

肉桂　附子_{各三分}　熟地黄_{一钱}　炙甘草_{半钱}　苦楝子　玄胡_{各二分}　黄柏_{一钱,为引用}

上都作一服,水四盏,煎至一盏,稍热服,食前。

黄芪白术汤　治妇人四肢沉重,自汗上至头,至颈而还,恶风,头痛躁热。

黄芪_{一两}　白术_{半两}　黄柏_{酒制,二钱}　细辛_{三分}　川芎_{半钱}　吴茱萸_{半钱}　羌活_{二钱}　五味子_{三钱}　人参_{半两}　炙甘草_{二钱}　当归身_{一钱半}　柴胡　升麻_{各一钱}

上件㕮咀,每服半两,水二大盏,入生姜五片,煎至一盏,去滓,稍热服,食前。如腹中不快,加炙甘草一钱;汗出不止,加黄柏一钱。

增损四物汤　治妇人血积。

当归　川芎　芍药　熟地黄　广茂　京三棱　肉桂　干漆_{炒烟尽,以上各等分}

上件为粗末,每服三钱,水二大盏,煎至一盏,去滓,稍热服,食前。

柴胡丁香汤　一妇人,年三十岁,临经预先腰脐痛,甚则腹中亦痛,经缩两

三日。

柴胡一钱半　羌活一钱　丁香四分　全蝎一个　防风　当归身各一钱　生地黄二分

都作一服，水四盏，煎至一盏，去滓，稍热服，食前。

坐药龙盐膏

丁香一钱半　全蝎五个　木香一钱半　良姜一钱　川乌头一钱半，炮　枯矾半钱　龙骨二钱　茴香三分　当归尾一钱　玄胡五钱　炒盐二钱　汉防己酒制，一钱　厚朴三钱　红豆　肉桂各二钱　木通一钱

上件为细末，炼蜜为丸，如弹子大，棉裹留丝在外，纳丸药阴户内。

胜阴丹　为上药力小，再取三钱，内加行性热药，下项：

三奈子　川乌头　大椒各半钱　柴胡　羌活各二分　全蝎三个　蒜七分　甘松二分　破故纸①与蒜同煮，焙干，八分　升麻　枯白矾各二分　麝香少许

上为细末，炼蜜为丸，如弹子大，依前用度。

又方坐药回阳丹

草乌头三分　水蛭三个，炒　虻虫三个，去足翅，炒　川乌头七分　大椒半钱　柴胡七分　羌活　全蝎　升麻各二分　蒜　破故纸各一钱　三奈子　荜拨各半钱　甘松二分　枯矾半钱　炒黄盐一钱，必用之药

上为极细末，炼蜜丸如指尖大，用绵裹定，留系，内阴户中，觉脐下暖为度。

孕妇有病毒之无损

一妇人，重身五六月，冬至日，因祭祀而哭恸，口吸风寒，忽病心痛而不可忍，浑身冷，气欲绝，求治于师。料之曰：此乃客寒犯胃，故胃脘当心而痛，急与麻黄、草豆蔻、半夏、干生姜、炙甘草、益智仁之类治之。或曰：半夏有小毒，重身妇人服之可乎？师曰：可。或曰：不可，而用之何如？师曰：乃有故而用也。故麻黄、半夏、生姜之辛热，以散风寒尚不能收全功，何暇损胎乎！《内经》

---

① 破故纸：即被骨脂，余同。

云：妇人重身，毒之何如？岐伯曰：有故无损，故无损也。大积大聚，其可犯也，衰其大半而止，过则死矣。投之，病良愈，而胎亦无损。

小儿门

瘢疹论

夫瘢疹，始出之证，必先见面燥腮赤，目胞亦赤，呵欠烦闷，乍凉乍热，咳嗽嚏喷，足稍冷，多睡惊，并疱疹之证，或生脓疱，或生小红瘢，或生瘾疹。此三等不同，何故俱显上证而后乃出？盖以上诸证，皆太阳寒水，起于右肾之下，煎熬左肾，足太阳膀胱寒水，夹脊逆流，上头下额，逆手太阳丙火不得传导，逆于面上，故显是证。盖壬癸寒水，克丙丁热火故也。诸瘢证，皆从寒水逆流而作也。医者当知此理，乃敢用药。

夫胞者，一名赤宫、一名丹田、一名命门，主男子藏精施化，妇人系胞有孕，俱为生化之源，非五行也，非水亦非火，此天地之异名也；象坤土之生万物也。夫人之始生，血海始净，一日、二日精胜其血，则为男子；三日、四日、五日血脉已旺，精不胜血，则为女子。二物相搏，长先身生谓之神，又谓之精。道释二门，言之本来面目是也。其子在腹中，十月之间，随母呼吸，母呼亦呼，母吸亦吸。呼吸者，阳气也，而生动作，滋益精气神。饥则食母血，渴则饮母血。儿随日长，皮肉、筋骨、血脉、形气俱足。十月降生，口中尚有恶血，啼声一发随吸而下，此恶血复归命门胞中，僻于一隅，伏而不发，直至因内伤乳食，湿热之气下溜，合于肾中，二火交攻，营气不从，逆于肉理，恶血乃发。

诸瘢疹皆出于膀胱壬水，其疡后坏肉理，归于阳明，故三番瘢始显之证，皆足太阳壬膀胱克丙小肠。其始出皆见面，终归于阳明肉理，热化为脓者也。二火炽盛，反胜寒水，遍身俱出，此皆从足太阳传变中来也。当外发寒邪，使令消散；内泻二火，不令交攻其中，令湿气上归，复其本位，可一二服立已，乃令小儿以后再无二番瘢出之患。此《内经》之法，览者详之。

消毒救苦汤 治瘢证悉具,消化便令不出,如已稀者,再不生瘢。仲冬立此方,随四时加减。通造化,明药性者能此。

麻黄不去根节 羌活 防风各五分 川芎二分 细辛一分 藁本 柴胡各二分 升麻五分 葛根一分 黄芩二分,酒制 生地黄二分 生黄芩一分 黄连三分 酒黄柏五分 红花半分 苏木一分 当归三分 吴茱萸半分 白术一分 苍术二分 生甘草一分 橘皮一分 连翘半钱

上锉,如麻豆大,每服五钱,水二盏,煎至一盏,去滓,稍热服,空心,食前。夫瘢疹出者,皆因内伤饮食,致令营气逆故也。大禁牵牛、巴豆食药,宜以半夏、枳、术、大黄、益智仁之类,去其泄泻、止其吐。若耳尖冷,呵欠,睡中惊,嚏喷,眼涩,知必出瘢也。诸大脓疱、小红瘢、瘾疹,三者皆营气逆而寒覆其表,宜以四味升麻汤加当归身、连翘,此定法也。如肺成脓瘢,先显喘嗽,或气高而喘促,加人参而补元气,少加黄芩以泻伏火;如心出小红瘢,必先见嗌干,惊悸身热,肌肉肿,脉弦洪,少加黄连;如命门出瘾疹,必先骨痛身热,其疼不敢动摇,少加生地黄、黄柏;诸瘢疹皆为阴证疮,须因内伤乳食,脾胃不足,营气逆行,虽火势内炽,阴覆其外。故钱仲阳制四物升麻汤发之,如有传变证,依加减法服之。

桔梗汤 如瘢已出,只时时与之,快咽喉,宽利胸膈。

桔梗二钱 生甘草一钱

上㕮咀,作一服,水二盏,煎至一盏,不拘时,时时服之。

黍粘子汤 如瘢子已出,稠密,身表热,急与此药服之,防后青干黑陷。

黍粘子炒香 地骨皮各二钱 柴胡一钱半 炙甘草一钱半 连翘二钱半 当归身酒洗 黄芪各一钱 黄芩一钱半

上㕮咀,每服三钱,水一盏半,煎至一盖,去渣,温服。

治惊各有所因用药不同论

钱仲阳治急惊,以凉泻之。肝风木也,主惊;心热火也,主动。火来木中,子能令母实,实则泻其子,故立泻青丸、导赤散之类,泻其肝实,惊自愈矣。《内

经》曰：风淫所胜，平以辛凉者是也。夫慢惊者，皆因妄用快利食药，损其脾胃，久泻不止；或因乳食不调而成吐泻，亦令脾胃虚损。《内经》云：不足而往，有余随之。又云：不及则乘其所不胜。故风木来乘土位，慢惊之病作矣。治当详其温凉寒热，先实其脾胃，后散风邪则愈矣。又如外物惊者，宜镇心，以黄连安神丸。若气动所惊者，宜寒水石安神丸，不可便以辛热之药散之，防风丸之类是也。因惊而泻青色者，先镇肝以朱砂之类，治以风邪下陷也，不可便用苦寒之剂泻其土也。

阎孝忠编集钱氏方，以益黄散补土。又言风旺必克脾土，当先实其脾。昧者不审脾中寒热，一例作补脾药用之；又不审药中有丁香、青橘皮辛热，大泻肺金，岂可脾虚之证反泻其子。盖为寒水反来侮土，中寒呕吐腹痛，泻痢青白，口鼻中气冷，益黄散神治之药也。如因热药巴豆之类，过剂损其脾胃，或因暑天伤热，乳食损其脾胃，而成吐泻，口鼻中气热，而成慢惊者，不可服之。今立一方，治胃中风热，人参安胃散。

人参安胃散

人参一钱　黄芪二钱　生甘草　炙甘草各五分　白芍药七分　白茯苓四分　陈皮三分　黄连二分

《内经》云：热淫于内，治以甘寒，以甘泻之，以酸收之。甘草、人参、黄芪之甘温，能补元气，甘能泻火补土；白茯苓甘平，白芍药酸寒，补肺金之不足；陈皮、黄连之苦寒为佐，以退火邪，土金得平，风证无由作矣。

上件为细末，每服二钱，水一盏半，煎至一盏，去滓，大温服，食前。夫益黄散、理中丸、养脾丸之类，治脾胃中寒湿大胜，神品药也。若服热药巴豆之类，虚其胃气，脾胃中伏热火，及大人劳役不足之证，或吐泻不止，不宜用之。故陶隐居云：医者，意也。古之所谓良医，盖以其意量而得其节也。治病必察其本，不可执方疗之。或病仿佛，合方未对其证，不察病机所宜，大同小异，致令乖舛，以取危亡，可悲也夫。

栀子茯苓汤

治黄疸土色为热为湿，当小便不利，今反利知黄色为燥，胃经中大热，发黄脱落知膀胱与肾俱受其邪，乃大湿热之证；鼻下端作疮者土逆行，营气伏火也，能乳者胃中有热也，寒则食不入，喜食土者胃不足也，面色黑者为寒为痹，大便青寒褐色，血黑色热蓄血中，间黄色肠胃热，治法当滋营润燥，除寒热，致津液。

山栀子三分　黄柏　炙甘草各二分　大芜荑半钱　黄连一分　麻黄不去根节

羌活各二分　柴胡三分　防风一分　白术半钱　茯苓三分　当归四分

上件锉，如麻豆大，都作一服，水一盏半，煎至一盏，去滓，稍热服，食前。

茯苓渗湿汤　治小儿面色萎黄，腹膜胀，食不下。

麻黄　桂枝各二分　杏仁两个　草豆蔻　厚朴　曲末各二分　柴胡半分

羌活二分　白术半分　吴茱萸二分　升麻一分　苍术　泽泻　茯苓　猪苓　橘

红各二分　青皮　黄连各半钱　黄柏二分

上都作一服，水一大盏，煎至七分，去滓，大温服，食前。

升阳益血汤　时仲春，一小儿，未满百日，病腹胀，二日大便一度，瘦弱，遍身黄色，宜升阳气，滋血和血，补润肠胃干燥也。

蝎梢二分　曲末三分　厚朴　当归各一钱　桃仁十个　升麻三分

都作一服，水一盏，煎至半盏，去滓，稍热服，食前。

厚朴丸　治小儿失乳，以食词之，未有食，肠不能克化，或生腹胀，四肢瘦弱，或痢色无常。

橘皮三分　大麦面半钱　半夏三分　枳实半钱　苍术三分　青皮二分　人参三分　厚朴二分　曲末半钱

上为细末，煮面糊为丸，如麻子大，每服二十丸，温水送下，食前，忌饱食。

补阳汤　时初冬，一小儿二岁，大寒证，明堂青脉，额上青黑，脑后青络高起，舌上白滑，喉鸣而喘，大便微清，耳尖冷，眼涩，常常泪出，仍多眵，胸中不利，卧而多惊，无搐即寒。

柴胡　升麻各二分　麻黄三分　吴茱萸半钱　地龙半钱　蝎梢一分　生地黄半钱　当归身三分　炙甘草一分　黄芪二分　黄柏　橘皮　葛根　连翘各一分

上件㕮咀，都作一服，水一大盏半，煎至一盏，去滓，乳食后热服之。服药之后，添喜笑精神，出气和顺，乳食进。

中满分消丸

黄连　枳实麸炒　厚朴姜制，各半钱　生姜　姜黄　猪苓各一钱　橘皮　白术　甘草各一钱半　砂仁　泽泻　茯苓各三钱　半夏四钱　黄芩一两二钱

上件为细末，汤浸蒸饼为丸，如黍米大，每服三五十丸，温水送下，食前。

消痞丸

黄连半两　枳实二钱　黄芩二钱　甘草三分　人参四分　厚朴七分　生姜四分　橘皮一分　姜黄半钱

上为细末，蒸饼为丸，如黍米大，每服二三十丸，随乳下。

麻黄升麻汤　治小儿寒郁而喘，喉鸣，腹中鸣，腹满，鼻流清涕，脉沉急而数。

麻黄　草豆蔻仁各一钱半　益智仁一分半　厚朴三分　甘草一分　当归尾升麻　曲末各半分　吴茱萸二分　柴胡一分　苏木半分　红花少许　生黄芩一分全蝎两个

上件㕮咀，如麻豆大，分作二服，每服水一大盏，煎至七分，去渣，稍热服，食远。忌风寒，微有汗乃效。

卷五　头痛门

头痛论

《金匮真言论》云：东风生于春，病在肝，腧在颈项。故春风者，病在头。又诸阳会于头面，如足太阳膀胱之脉，起于目内眦，上额，交巅上，入络脑，还出，别下项，病冲头痛。又足少阳胆之脉，起于目锐眦，上抵头角，病则头角额痛。夫风从上受之，风寒伤上，邪从外入，客于经络，令人振寒头痛，身重恶寒，治在风池、风府，调其阴阳，不足则补，有余则泻，汗之则愈，此伤寒头痛也。头痛耳鸣，九窍不利者，肠胃之所生，乃气虚头痛也。心烦头痛者，病在膈中，过在手巨阳、少阴①，乃湿热头痛也。如气上不下，头痛癫疾者，下虚上实也，过在足少阴、巨阳②，甚则入肾，寒湿头痛也。如头半边痛者，先取手少阳、阳明③，

---

① 手巨阳、少阴：取手太阳经的养老清热利湿，取手少阴的神门安神止痛。
② 足少阴、巨阳：取足少阴的太溪益肾纳气，取足太阳的申脉醒脑开窍止痛。
③ 手少阳、阳明：取手少阳的中渚，手阳明的合谷。

后取足少阳、阳明①，此偏头痛也。有真头痛者，甚则脑尽痛，手足寒至节，死不治。有厥逆头痛者，所犯大寒，内至骨髓。髓者，以脑为主，脑逆故令头痛，齿亦痛。凡头痛，皆以风药治之者，总其大体而言之也。高巅之上，惟风可到，故味之薄者，阴中之阳，乃自地升天者也。然亦有三阴三阳之异。故太阳头痛，恶风脉浮紧，川芎、羌活、独活、麻黄之类为主；少阳经头痛，脉弦细，往来寒热，柴胡为主；阳明头痛，自汗，发热恶寒，脉浮缓长实者，升麻、葛根、石膏、白芷为主；太阴头痛，必有痰，体重，或腹痛，为痰癖，其脉沉缓，苍术、半夏、南星为主；少阴经头痛，三阴、三阳经不流行，而足寒气逆，为寒厥，其脉沉细，麻黄、附子、细辛为主；厥阴头痛，项痛，或痰吐涎沫，厥冷，其脉浮缓，吴茱黄汤主之。诸血虚头痛，当归、川芎为主；诸气虚头痛，人参、黄芪为主。为主者，主治也。兼见何证，以佐使药治之。此立方之大法也。气血俱虚头痛者，于调中益气汤中少加川芎、蔓荆子、细辛，其效如神。

半夏白术天麻汤，治痰厥头痛药也；清空膏乃风湿热头痛药也；羌活附子汤厥逆头痛药也。如湿气在头者，以苦吐之，不可执方而治。先师壮岁，病头痛，每发时两颊青黄，晕眩目不欲开，懒于语言，身体沉重，兀兀欲吐食，数日方过。洁古老曰：此厥阴、太阴合而为病，名曰风痰，以《局方》内玉壶丸治之，少风湿药二味，可加雄黄、白术，以治风湿，更名水煮金花丸方在《洁古家珍》，更灸侠溪②二穴各二七壮，不旬日良愈。是知方者，体也；法者，用也。徒执体而不知用者弊，体用不失可谓上工，信矣。

夫丁未十月中，范天骐之内，素有脾胃之证，时显烦躁，胸中不利，大便不通，因乘寒出外晚归，又为寒气怫郁，闷乱大作，火不能伸故也。疑其有热，服疏风丸，大便行，其病不减。恐其药少，再服七八丸，大便复见两三行，原证不瘥，增添吐逆，食不能停，痰唾稠黏，涌出不止，眼涩头旋，恶心烦闷，气短促上喘，无力以言，心神颠倒，兀兀不止，目不敢开，如在风云中，头苦痛如裂，身重如山，四肢厥冷，不得安卧。先师料前证是胃气已损，复下两次重虚脾胃，病名曰痰厥头痛，与半夏白术天麻汤。

---

① 足少阳、阳明：取足少阳的足临泣，足阳明的陷谷。
② 侠溪：胆经的水穴，清肝，利胆，降火，常用于肝胆火旺证、肝火上炎证、肝胆湿热证。

半夏白术天麻汤

天麻半钱　半夏一钱半　黄芪半钱　人参半钱　白术一钱　苍术　橘皮

泽泻　茯苓各半钱　炒曲一钱　麦蘖面二钱　干姜二分　黄柏二分

此头痛苦甚,为足太阴痰厥头痛,非半夏不能疗;眼黑头旋,风虚内作,非天麻不能除,其苗谓之定风草,独不为风所动也,亦治内风之神药也,内风者虚风是也;黄芪甘温,泻火补元气,实表虚止自汗;人参甘温,益气泻火补中;二术俱苦甘温,除湿补中益气;泽泻、茯苓利小便导湿;橘皮苦温,益气调中升阳;曲消食,荡胃中滞气;大麦蘖宽中助胃气;干姜辛温,以涤中寒;黄柏苦寒酒制,以疗冬天少火在泉发躁也。

上件㕮咀,每服半两,水二大盏,煎至一盏,去滓,带热服之,再服而愈。

清空膏　治偏头痛,年深不愈者,及疗风湿热头痛,上壅损目,及脑痛不止。

羌活一两　防风去芦,一两　柴胡七钱　川芎五钱　甘草炙,一两半　黄连去须,炒,一两　细挺子黄芩三两,一半酒制,一半炒

上件同为细末,每服二钱匕,热盏内入茶少许,汤调如膏,抄在口内,少用白汤送下,临卧。如苦头痛,每服中加细辛二分;如太阴脉缓有痰,名曰痰厥头痛,内减羌活、防风、川芎、甘草,加半夏一两半;如偏正头痛,服之不愈,减羌活、防风、川芎一半,加柴胡一倍;如发热恶热而渴,此阳明头痛,只白虎汤加白芷。

彻清膏

川芎三分　蔓荆子一分　细辛一分　藁本一钱　生甘草半钱　熟甘草半钱

薄荷叶三分

上件为细末,每服二钱,茶清调下,食后。

川芎散　治头目不清利。

川芎三分　羌活　防风各一钱　柴胡半分　升麻　藁本各一钱　炒黄芩四钱半　生甘草一钱　熟甘草二钱　黄芩四钱半,酒制　黄连四钱半,酒制　生地二钱

上件为细末,每一钱或二三钱,食后,温茶清调下。忌酒湿面。

细辛散　治偏正头痛。

细辛二分　川芎七分　柴胡二钱　黄芩一钱,炒　黄芩一钱,酒制　生黄芩半钱　瓦粉二分　炙甘草一钱半　黄连七分　芍药半钱

上㕮咀,每服三钱,水一大盏半,煎至一盏,去滓取清,食后服之。

羌活汤　治风热壅盛上攻,头目昏眩。

羌活　防风　细黄芩酒制　黄连酒制,各一两　黄柏半两,酒制　柴胡七钱　瓜蒌根半两,酒制　炙甘草七分　白茯苓五分　泽泻三钱

上件为粗末,每服五钱,水二大盏,煎至一盏,取清,食后或临卧,通口热服,日进二服。

安神汤　治头旋眼黑,头痛。

羌活一两　防风二钱半　柴胡　升麻各半两　黄柏酒制,一两　知母酒制,半两　生地黄半两　黄芪二两　炙甘草　生甘草各二钱

上件,每服秤半两,水二盏,煎至一盏半,加蔓荆子半钱　川芎三分,再煎至一盏,去滓,临卧热服。

养神汤　治精神短,不得睡,项筋肿急难伸。禁甘温,宜苦味。

黄芪一钱　人参三分　甘草七分　苍术半钱　白术三分　柴胡一分　升麻四分　当归身半钱　麦蘖面半钱　木香一分　川芎三分　橘皮一分　黄芩酒制,二分　黄连半钱　黄柏三分　半夏七分

上㕮咀,如麻豆大,每服五钱,水二大盏,煎至一盏,去滓,稍热服,食后。

选奇汤　治眉骨痛,不可忍。

羌活　防风各三钱　甘草三钱,冬多用　黄芩酒制,一钱,冬月不用,如能食热痛,加黄芩

上㕮咀,每服三钱,水二盏,煎至一盏,去滓,稍热,食后,时时服之。

嗅药郁金散　治风热头痛。

石膏二钱　薄荷叶三钱　芒硝三钱　郁金一钱　香白芷二钱

上为极细末,口噙水,鼻内嗅之。

麻黄吴茱萸汤　治头痛,胸中痛,食减少,咽嗌不利,右寸脉弦急。

麻黄半钱　吴茱萸三分　黄芪二分　川芎一分　羌活五分　蔓荆子一分　细辛一分　藁本二分　柴胡一分　黄芩三分　苍术一钱　黄连一分　半夏一分　黄柏二分　升麻三分　红花少许　当归二分

上件㕮咀,都作一服,水二盏,煎至一盏,去滓,稍热,食后服。

太阳经嚏药

防风二分　红豆两个

上为细末,鼻内嗅之。

红豆散　治头重如山,此湿气在头也。

麻黄根炒,五钱　苦丁香半钱　红豆十个　羌活根炒　连翘各三分

上五味为细末,鼻内嗅之,神效。

羌活附子汤　治冬月大寒犯脑,令人脑痛,齿亦痛,名曰脑风《奇经论》中。

麻黄三分,不去根节　黑附子三分　羌活半两　苍术半钱　防风二分　黄芪一钱　甘草　升麻各二分　白芷　白僵蚕　黄柏各二分　有寒嗽加佛耳草三分

上件都作一服,水二盏,煎至一盏,去滓,温服,食后。

眼门

诸脉者皆属于目论

《阴阳应象大论》云:诸脉者,皆属于目。目得血而能视。《黄帝针经》九卷大感论第八:五脏六腑精气,皆上注于目而为之精。精之窠为眼,骨之精为瞳子,筋之精为黑眼,血之精为络,其窠气之精为白眼,肌肉之精则为约束,裹撷筋骨血气之精而与脉并为系,上属于脑,后出于项中。故邪中于项,因逢其身之虚,其入深,则即随眼系入于脑,则脑转;脑转则引目系急;目系急则目眩以转矣。邪中其精,其精所中,不相比也则精散;精散则视歧,故见两物。目者,五脏六腑之精、营卫魂魄之气常营也,神气之所生也。故神劳则魂魄散,志意乱,是故瞳子黑眼法于阴,白眼赤脉法于阳,故阴阳合传而为精明也。目者,心之使也;心者,神之舍也,故神散乱而不转,卒然见非常之处,精神魂魄散不相得,故曰惑也。夫十二经脉,三百六十五络,其血气皆上走于面而走空窍,其精阳气上散于目而为精,其气走于耳而为听。因心事烦冗,饮食失节,劳役过

度,致脾胃虚弱,心火大盛,则百脉沸腾,血脉逆行,邪害空窍,天明则日月不明矣。夫五脏六腑之精气,皆秉受于脾,上贯于目。脾者,诸阴之首也。目者,血脉之宗也。故脾虚则五脏之精气皆失,所司不能归明于目矣。心者君火也,主人之神,宜静而安,相火代行其令。相火者包络也,主百脉皆荣于目。既劳役运动,势乃妄行,又因邪气所并而损血脉,故诸病生焉。凡医者不理脾胃及养血安神,治标不治本,是不明正理也。

戊申六月,徐总管患眼疾,于上眼皮下出黑白翳两个,隐涩难开,两目紧缩,无疼痛,两手寸脉细紧,按之洪大无力。知足太阳膀胱为命门相火煎熬逆行,作寒水翳及寒膜遮睛证,呵欠善悲,健忘,嚏喷,眵泪,时作泪下,面赤而白,能食不大便,小便数而欠,气上而喘,以拨云汤治之。

拨云汤方

黄芪一分　细辛叶半钱　柴胡七分　生姜五分　荆芥穗一钱　羌活一钱半　防风一钱半　藁本一钱　生甘草一钱　升麻一钱　葛根五分　川芎半钱　知母一钱　黄柏一钱半　当归身一钱

上咬咀,都作一服,水二大盏,煎至一盏,去滓,稍热服,食后。

冲和阳胃汤　治内障眼,得之脾胃元气衰弱,心火与三焦俱盛,饮食失节,形体劳役,心不得休息,故上为此疾,服之神效。

柴胡七钱　羌活一两半　防风半两　炙甘草一两半　当归酒制　白术　升麻各一两　白芍药六钱　干姜一钱　五味子二钱　人参　葛根各一两　黄芪一两半　白茯苓三钱

上咬咀,每服五六钱,水三大盏,煎至二盏,入黄芩、黄连二钱,同煎至一盏,去滓,稍热服,食后。

泻热黄连汤

黄芩酒制,炒　黄连酒制,炒　草龙胆酒制　生地黄酒制,各一两　升麻五分　柴胡一两

上件咬咀,每服二钱,将先煎药水内,入泻热黄连汤,再煎至一盏,去滓,于日午饭间热服之,午后服之则阳道不行,临卧休息,反助阴故也。

助阳活血汤　治眼发之后,犹有上热,白睛红,隐涩难开,睡多,眵泪。

防风　黄芪　炙甘草各半钱　蔓荆子二分　当归身酒制,半钱　白芷三分

升麻七分　柴胡五分

上㕮咀，都作一服，水一盏半，煎至一盏，去滓，稍热服，临卧。

明目细辛汤　治两目发赤微痛，羞明畏日，怯风寒怕火，眼睫成纽，眵糊多，隐涩难开，眉攒肿闷，鼻塞，涕唾稠黏，大便微硬。

麻黄　羌活各三钱　防风二钱　藁本一钱　川芎半钱　细辛少许　白茯苓一钱　蔓荆子六分　荆芥穗一钱二分　当归尾一钱　生地黄六分，酒制　椒八个桃仁一十个　红花少许

上㕮咀，分作四服，每服水二盏，煎至一盏，去滓，稍热服，临卧。

神效明目汤　治眼棱紧急，致倒睫拳毛损目，及上下睑皆赤烂，睛赤疼痛昏暗，昼则冷泪常流，夜则眼涩难开，而眵泪满眼。

葛根一钱半　甘草炙，二钱　防风一钱　蔓荆子半钱　细辛二分　一法加黄芪一钱

上㕮咀，作二服，每服水二盏，煎至一盏，去滓，稍热服，临卧。

神效黄芪汤　治浑身麻木不仁，或右或左身麻木，或头面或只手臂或只腿脚麻木不仁，并皆治之。如两目紧急缩小及羞明畏日，或隐涩难开，或视物无力，睛痛手不得近，或目少睛光，或目中如火。

黄芪二两　人参八钱　炙甘草一两　蔓荆子一钱　白芍药一两　橘皮半两

上同㕮咀，每服五钱，水一大盏八分，煎至一盏，去滓，稍热服，临卧。如小便淋涩，每服中加泽泻半钱；如有大热证，加黄柏三分，酒制，炒；如麻木不仁，虽有热，不用黄柏，更加上黄芪一两，通草三两也。

益气聪明汤　治饮食不节，劳役形体，脾胃不足，得内障耳鸣，或多年目昏暗，视物不能，此药能令目广大，久服无内外障、耳鸣耳聋之患，又令精神过倍，元气自益，身轻体健，耳目聪明。

黄芪　甘草各半两　人参半两　升麻　葛根各三钱　蔓荆子一钱半　芍药一钱　黄柏一钱，酒制，锉，炒黄

上㕮咀，每服秤三钱，水二盏，煎至一盏，去滓，热服，临卧，近五更再煎服之，得睡更妙。如烦闷或有热，渐加黄柏，春夏加之，盛暑夏月倍之。若此一味多，则不效。如脾胃虚去之，有热者少用之。如旧有热，麻木，或热上壅头目，三两服之后，其热皆除。治老人腰以下沉重疼痛如神。此药久服，令人上重，

乃有精神，两足轻浮，不知高下。若如此，空心服之，或少加黄柏，轻浮自减。若治倒睫，去黄柏、芍药及忌烟火酸物。

补阳汤 治阳不胜其阴，乃阴盛阳虚，则九窍不通，今青白翳见于大眦，及足太阳、少阴药中郁遏，足厥明肝经气不得上通于目，故青白翳内阻也。当于太阳、少阴经中九泉之下，以益肝中阳气，冲天上行。此乃先补其阳，后于足太阳、少阴标中者，头也泻足厥阴肝经火，下伏于阳中，乃次治也。《内经》云：阴盛阳虚，当先补其阳，后泻其阴，此治法是也。每日清晨，以腹中无宿食，服补阳汤；临卧服益阴丸。若天色变，大寒大风，并劳役，预日饮食不调，精神不足或气弱，俱不得服。候时气和平，天气如常服之。乃先补其阳，使阳气上升，通于肝经之末，利空窍于目矣。

羌活　独活　甘草　人参　熟地黄　黄芪　白术各一两　泽泻研为末　陈皮各半两　生地黄炒　白茯苓去皮　知母炒，各三钱　柴胡去苗，三两　防风半两　白芍药半两　肉桂去皮，一钱　当归身去芦，酒制，三钱

上同为粗末，每服半两，水三盏，煎至一盏，去滓，空心，宿食消尽服之。

连柏益阴丸

羌活　独活　甘草　当归尾依前制　防风去芦　五味子各五钱　石决明烧存性，三钱　草决明　细黄芩　黄柏　知母　黄连酒内先制，或酒拌润炒，以上各一两

上件为细末，炼蜜为丸，如绿豆大，每服五十丸，渐加至百丸止，茶清送下，常多服补阳汤，少服此药，为不可胜补阳汤，恐妨饮食。

升阳柴胡汤

羌活　独活　甘草根　当归身　熟地黄各一两　人参　黄芪　白术各半两　泽泻三钱　白芍药一两　陈皮　白茯苓　防风各三钱　生地黄五钱，酒炒　肉桂半钱　柴胡去苗，一钱半　楮实半两，酒拌　知母三钱，酒制，夏月加五钱

上咬咀，每服五钱，水二盏，煎至一盏，去滓，稍热服，食后。另一料炼蜜为丸，如桐子大，食远，茶清送下五十丸，每日与前药各一服，如天气热甚，加五味子三钱或半两、天门冬去心半两，更加芍药半两、楮实半两。

芎辛汤 治两目昼夜隐涩难开，羞明畏日，目赤视物昏暗，神效。

芎劳　蔓荆子各半钱　细辛二分　防风一钱半　甘草　香白芷各一钱

咬咀，都作一服，水一盏八分，煎至一盏，去滓，稍热服，临卧。

人参补胃汤 治劳役所伤,饮食不节,内障昏暗。

黄芪 人参各一两 炙甘草八分 蔓荆子一钱 白芍药三钱 黄柏酒拌湿四遍,一钱

上㕮咀,每服三四钱,水二盏,煎至一盏,去滓,稍热服,临卧。三五服后,两目广大,视物如童时,惟觉两脚踏地不知高下,盖冬天多服升阳药故也。病减住服,候五七日再服。此药春间服,乃时药也。

连翘饮子 治目中溜火,恶日与火,隐涩难开,小角紧,久视昏花,迎风有泪。

蔓荆子 生甘草 连翘各三分 柴胡二分 黄芩酒制,半钱 生地黄 当归 红葵花 人参各三分 黄芪半钱 升麻一钱 防风 羌活各半钱

上件,每服五钱,水二盏,煎至一盏,去滓,稍热服,食后。

论瞳子散大并方

戊戌初冬,李叔和至西京,朋友待之以猪肉煎饼,同蒜醋食之,后复饮酒,大醉,卧于暖炕。翌日病眼,两瞳子散大于黄睛,视物无的,以小为大,以短为长,卒然见非常之处,行步踏空,多求医疗而莫之愈。至己亥春,求治于先师。曰:《内经》有云,五脏六腑之精气皆上注于目而为之精,精之窠为眼,骨之精为瞳子。又云,筋骨气血之精而为脉,并为系,上属于脑。又瞳子黑眼法于阴,今瞳子散大者,由食辛热物太甚故也。所谓辛主散,热则助火,上乘于脑中,其精故散,精散则视物亦散大也。夫精明者,所以视万物者也。今视物不真,则精衰矣。盖火之与气,势不两立。故《经》曰:壮火食气,壮火散气。手少阴、足厥阴所主风热,连目系,邪之中人,各从其类,故循此道而来攻,头目肿闷而瞳子散大,皆血虚阴弱故也。当除风热,凉血益血,以收耗散之气,则愈矣。

滋阴地黄丸

熟地黄一两 生地黄一两半,酒制,焙干 柴胡八钱 天门冬去心,焙 炙甘草 枳壳各三钱 人参二钱 黄连三钱 地骨皮二钱 五味子三钱 黄芩半两 当归身五钱,水洗净,酒拌焙

《内经》云：热淫所胜，平以咸寒，佐以苦甘，以酸收之。以黄连、黄芩大苦寒，除邪气之盛为君。当归身辛温，生熟地黄苦甘寒，养血凉血为臣。五味子酸寒，体轻浮，上收瞳子之散大；人参、甘草、地骨皮、天门冬、枳壳苦甘寒，泻热补气为佐。柴胡引用为使也。

上件为细末，炼蜜为丸，如绿豆大，每服百丸，温茶清送下，食后，日进三服，制之缓也。大忌食辛辣物而助火邪，及食寒冷物损胃气，药不能上行也。

益阴肾气丸　此壮水之主，以镇阳光。

熟地黄三两　牡丹皮五钱　生地黄四两，酒制，炒　泽泻二钱半　当归尾生，去土，酒制　山茱萸各半两　茯苓二钱半　柴胡　五味子　干山药各五钱

上件为细末，炼蜜为丸，如桐子大，朱砂为衣，每服五七十丸，盐汤送下，空心。

羌活退翳丸　治内障，右眼小眦青白翳，大眦微显白翳，脑痛，瞳子散大，上热恶热，大便涩时难，小便如常，遇天热暖处，头痛睛胀，能食，日没后天阴则昏暗，此证亦可服滋阴地黄丸。

熟地黄八钱　生地黄酒制　当归身酒制，焙　黄柏各半两，酒制　川芎三钱　芍药一两三钱　防己二钱，酒制　知母三钱，酒制　丹参半两　茺蔚子半两　牡丹皮三钱　寒水石一钱，生用　柴胡半两　羌活三两　黑附子一钱，炮

上为细末，炼蜜为丸，如小豆大，空心，每服五七十丸，白汤送下，如消食未尽，候饥时服之，忌语言，随后以食压之。

圆明膏　治内障生翳及瞳子散大，皆劳心过度，因饮食失节之所致也。

柴胡五钱　麻黄微捣，五钱，去节　当归身三钱　生地黄半两　黄连五钱　甘草二钱　诃子皮二钱，湿纸裹煨

上七味，先以水二碗，熬麻黄至一碗，掠去沫，外六味，各㕮咀，如麻豆大，筛去末，秤毕入在内同熬，滴入水中不散，入去沫蜜少许，再熬，勤如常点之。

百点膏　张济明，眼病翳六年，以至遮瞳人，视物不明，如觉云气遮障，时值暑热大作，点此药五七日，翳退去一半。

黄连拣净，二钱，锉麻豆大　以水一大碗，熬至半碗，入下项药：

当归身　甘草以上各六分　防风八分　蕤仁去皮尖，三分

上件各锉，如麻豆大，蕤仁另研如泥，同熬，滴水中不散，入去沫蜜少许，再

熬少时为度，令病人心静点之，至目微痛为度，日点五七次，临卧，尤疾效，名之曰百点膏，但欲多点，使药力相继也。

吹云膏 治视物睛困无力，隐涩难开，睡觉多眵，目中泪下及迎风寒泣下，羞明畏日，常欲闭目，喜在暗室，塞其户牖，翳膜岁久遮睛，此药多点神效。

黄连三钱　生地黄一钱半　生甘草六分　青皮四分　柴胡五分　升麻三分　荆芥穗一钱，微取浓汁　当归身六分　蕤仁三分　连翘四分　细辛叶一分　防风四分

以上药锉，如麻豆大，陈连翘外，用澄净水二碗，先熬余药去半碗，入连翘，同熬至一大盏许，去滓，入银盏内，以文武火熬至入水滴成珠不散，入炼去沫熟蜜少许，熬匀点之。

复明膏 治足太阳寒水膜子遮睛，白翳在上，视物不明。

椒树西北根、东南根各二分　正麻黄去根节，三分　羌活七分　黄连三分　当归身六分　防风三分　生甘草四分　柴胡　升麻　生地黄各三分　蕤仁六个　藁本　汉防己各二分

上用净水一大碗，先煎汉防己、黄连、生甘草、当归、生地黄，煎至一半，下余药外，再煎至一盏，去滓，入银盏内，再熬之，有力为度。

广大重明汤 治两目睑赤肿，楞生疮，目多眵泪，隐涩难开及热肿痛并稍赤，及眼睑痒极，抓之至破烂、赤肿，痛不可忍。

草龙胆　防风　生甘草　细辛各一钱

上件㕮咀，如麻豆大，内甘草不锉，只作一锭，先以水一碗半煎草龙胆一味至一半，再入余三味，煎至少半碗，滤去滓，用清带热洗，以重汤坐令热，日用五七次，但洗毕少合眼，须臾许开，努肉泛长及痒亦验。

防风饮子 治倒睫拳毛。

黄芪　炙甘草　人参各一钱　葛根半钱　防风半钱　当归身七分半　细辛叶　蔓荆子各三分

上件锉，如麻豆大，都作一服，水二盏，煎至一盏，去滓，温服，食后避风寒服之。

夫眼生倒睫拳毛者，两目紧急皮缩之所至也。盖内复热致阴气外行，当去其内热并火邪。眼皮缓则眼毛立出，翳膜亦退，用手法攀出内睑向外，速以三

棱针出血①,以左手爪甲迎其针锋,立愈。

治目眶岁久赤烂,俗呼为赤瞎是也。当以三棱针刺目框外②,以泻湿热立愈。

龙胆饮子 治疳眼流脓,生疳翳,湿热为病神效,不治寒湿为病。

炒黄芩三钱 蛇蜕皮半钱 麻黄一钱半 青蛤粉 羌活 草龙胆各三钱 谷精草半钱 升麻二钱 川郁金 炙甘草各半钱

上为细末,每服二钱,食后,茶调服。

碧天丸 治目疾累服寒凉药不愈,两眼蒸热有如火熏,赤而不痛,红丝满目,血脉贯睛,瞀闷昏暗,羞明畏日,或上下睑赤烂,或冒风沙而内外眦皆破,洗之大有神效。

瓦粉炒,一两 铜绿七分,为末 枯矾二分

上先研白矾、铜绿令细,旋旋入粉,同研匀,热水和之,共为百丸,每用一丸,热汤半盏浸一两时辰,洗至觉微涩为度,合半时许,洗毕,瞑目便睡。又名一井珠丸,一丸可服十日,如再用,汤内坐令热。此药治其标,为里热已去矣。若里实者,此药不宜。

嗅药碧云散

青黛一钱半 蔓荆子 川芎各一钱二分 郁金一钱 石膏一钱三分 细辛一钱 薄荷叶二钱 芒硝一钱 红豆一个

上为细末,口嚼水,鼻内嗅之。

能远视不能近视者,阳气不足,阴气有余也,乃气虚而血盛也。血盛者,阴火有余;气虚者,气弱也。此老人桑榆之象也。

能近视不能远视者,阳气有余,阴气不足也,乃血虚气盛。血虚气盛者,皆火有余,元气不足;火者,元气、谷气、真气之贼也。元气来也徐而和,细细如线;邪气来也紧而强,如巨川之水不可遏。

地芝丸 治目不能远视,能近视,或亦妨近视,及大厉风成癞,悉皆治之。

生地黄四两,焙干秤 天门冬四两,去心秤 枳壳二两,麸炒,去穰秤 甘菊花二

---

① 三棱针出血:使眼睑外翻,以三棱针点刺出血。
② 以三棱针刺目框外:三棱针点刺瞳子髎或其周围出血,效方佳。

齐鲁针灸医籍集成·金元 II

两,去枝秤

同为细末,炼蜜为丸,如桐子大,茶清送下百丸,温酒亦可,食后。

定志丸 治眼不能近视反能远视者,方见《和剂局方》中。

绿翳瞳肿治验

王峰学士魏邦彦夫人,目翳暴生,从下而起,其色绿,肿痛不可忍。先师曰:翳从下而上,病从阳明来也。绿非五色之正色,殆肺肾合而为病耶,乃就画家以墨调腻粉合成色谛视之,曰与翳色同矣,肺肾为病者无疑矣。乃泻肺肾之邪,而以入阳明之药为之使,即效。而他日复病作者三,其所从来之经与翳色各异,乃以意消息之,曰诸脉者,皆属于目,脉病则目从之,此必经络不调,目病未已也。问之果然,因如所论者治之,疾遂不作。

鼻门

鼻不闻香臭论

《金匮真言论》云:西方白色,入通于肺,开窍于鼻,藏精于肺。夫十二经脉,三百六十五络,其气血皆上走于面而走空窍,其精阳之气上走于目而为精,其别气走于耳而为听,其宗气上出于鼻而为臭。《难经》云:肺气通于鼻,则能知香臭矣。夫阳气、宗气者,皆胃中生发之气也。其名虽异,其理则一。若因饥饱劳役损伤,脾胃生发之气即弱,其营运之气不能上升,邪害空窍,故不利而不闻香臭也。宜养胃气,使营运阳气、宗气上升,鼻则通矣。又一说,《难经》言心主五臭,肺主诸气。鼻者肺之窍,反闻香臭何也?盖以窍言之,肺也;以用言之,心也。因胃气失守,寒邪客于面,鼻亦受之,心不能为用,而不闻臭。故《经》曰:心肺有病,鼻为之不利。洁古老人云:视听明而清凉,香臭辨而温暖者是也。治法宜先散寒邪,后补卫气,使心肺之气交通,则鼻利而闻香臭矣。

丽泽通气汤 治鼻不闻香臭。

羌活 独活 防风 升麻 葛根各三钱 麻黄不去节,一钱,冬月加之 川椒一钱 苍术三钱 炙甘草二钱 黄芪四钱 香白芷一钱

上件㕮咀,每服五钱,水二大盏,生姜三片、枣二枚、葱白三寸,同煎至一盏,去滓,稍热服,食远。忌一切冷物及风寒凉处坐卧、行立。

温肺汤 治鼻不闻香臭,眼有眵泪。

升麻二钱 葛根一钱 黄芪二钱 炙甘草一钱 麻黄四钱 丁香二分 羌活 防风各一钱

上件为粗末,分作二服,水二盏,葱白二握,同煎一盏,去滓,稍热,食后服。

温卫汤 治鼻不闻香臭,目中溜火,气寒血热,冷泪多,脐下阴汗,足痿弱。

黄芪一钱 人参 炙甘草各半钱 陈皮 青皮各三分 木香三分 苍术 升麻各一钱 白芷 防风各半钱 知母一钱 黄连三分 黄柏 泽泻各半钱 柴胡 羌活各一钱 当归身一钱半

上㕮咀,都作一服,水二盏,煎至一盏,去滓,温服,食前,日晴明服之。

御寒汤 治寒邪伤于皮毛,令人鼻塞,咳嗽上喘。

黄柏二分 黄芪一钱 人参半钱 炙甘草 款冬花各三分 羌活 黄连各二分 白芷 防风各三分 陈皮五分 佛耳草三分 升麻半钱 苍术七分

上㕮咀,如麻豆大,都作一服,水二大盏,煎至一盏,去滓,稍热服。

温卫补血汤 治耳鸣,鼻不闻香臭,口不知谷味,气不快,四肢困倦,行步不正,发脱落,食不下,膝冷,阴汗,带下,喉中吤吤,不得卧,口舌嗌干,太息,头不可以回顾,项筋紧,脊强痛,头旋眼黑,头痛,呵欠,嚏喷。

升麻四分 柴胡三分 生地黄一分 苍术二分 白术一分 当归身二分半 生甘草半钱 炙甘草三分 王瓜根 牡丹皮 橘皮 吴茱萸各三分 人参三分 丁香一个 藿香一分 黄连一钱二分 地骨皮三分 黄柏一分

上㕮咀,都作一服,水二大盏,煎至一盏半,去滓,稍热服,食前。一方桃仁三个、葵花七朵。

卷六　牙齿门

牙齿论

论曰：夫齿者，肾之标；口者，脾之窍。诸经多有会于口者，其牙齿是也。手、足阳明之所过，上龈隶于坤土，乃足阳明胃之脉贯络也，止而不动；下龈，嚼物动而不休，手阳明大肠之脉所贯络也。手阳明恶寒饮而喜热，足阳明喜寒饮而恶热，其病不一。牙者，肾之际，亦喜寒，寒者坚牢。为病不同，热甚则齿动龈断，袒脱作痛不已，故所治疗不同也。有恶寒而作痛者；有恶热而作痛者；有恶寒又恶热而作痛者；有恶寒饮少热饮多而作痛者；有恶寒饮少热饮多而作痛者；有牙齿动摇而作痛者；有齿袒脱而为痛者；有齿龈为疳所蚀缺少，血出为痛者；有齿龈肿起而为痛者；有脾胃中有风邪，但觉风而作痛者；又有牙上多为虫所蚀，其齿缺少而色变，为虫牙痛者；有胃中气少，不能于寒，袒露其齿作痛者；有牙齿疼痛，而秽臭之气不可近者。痛既不一，岂可一药而尽之哉。

羌活散　治客寒犯脑，风寒湿脑痛，项筋急，牙齿动摇，肉龈袒脱，疼痛苦楚。

麻黄去节根，三两　羌活一钱半　防风三分半　藁本三分　细辛少许　升麻半钱　柴胡半两　当归身六分　苍术半钱　白芷三分　桂枝三分　骨灰二钱，即羊胫骨也草豆蔻一钱

上为细末，先用温水漱口净，擦之，其痛立止。

草豆蔻散　治寒多热少牙疼痛。

草豆蔻一钱二分，不去皮　黄连一钱半　升麻二钱半　细辛叶二分　骨灰半钱当归六分　防风二分　熟地黄半钱

上为细末，擦之同前。

麻黄散　治冬时风寒湿头痛，项筋急，牙齿动摇疼痛。

麻黄不去节，二钱　羌活一钱半　防风　藁本　骨灰各三分　细辛少许　升

麻　黄连　草豆蔻各一钱　当归六分　熟地黄六分　生地黄二钱　草龙胆二钱，酒制

上为细末，依前擦之。

麝香散　治热多寒少，牙露根，肉龈脱血出，齿动欲落，大作疼痛，妨食，忭凉少，忭热多。

麻黄根一分　草豆蔻一钱半，不去皮　益智二分半　当归三分　升麻一钱　熟地黄二分　生地黄三分　黄连一钱半　人参三分　麝香少许　汉防己三分，酒制　骨灰二钱

上为细末，依前擦之。

白芷散　治大寒犯脑，牙齿疼痛。

麻黄　草豆蔻各一钱半，不去皮　黄芪一钱　吴茱萸四分　藁本三分　当归半钱　羌活八分　熟地黄半钱　白芷四分　升麻一钱　桂枝二钱半

上为细末，先用温水漱净，以药擦。

治虫散　治大寒犯脑，牙齿疼痛及风寒作痛，虫肿作疼。

麻黄一钱半，不去节　草豆蔻一钱　吴茱萸八分　黄连四分　藁本三分　黄芪一钱　羌活五分　白芷三分　当归四分　骨灰二钱　熟地黄二分　升麻一钱　桂枝一分　益智四分

上为细末，先用温水漱口净，以药擦之。

益智木律散　治寒热牙疼。

草豆蔻二钱二分　木律二分　益智半钱　升麻一钱半　骨灰半钱　黄连四分　当归四分　熟地黄半钱

上为末用，依前，如寒多痛，不用木律。

蝎梢散　治大寒犯脑牙疼。

麻黄一钱半，去节　桂枝　升麻各三分　羌活半钱　防风　藁本各三分　柴胡　当归　白芷各二分　黄芪三分　骨灰二钱半　蝎梢少许　草豆蔻一钱

上为末，依前擦之，神效。

白牙散

升麻一钱　骨灰二钱　白芷七分　石膏一钱半　麝香少许

上为末，先以温水漱净，擦之尤妙。

当归龙胆散　治寒热停牙痛。

麻黄一钱　升麻一钱　白芷半钱　骨灰半钱　生地黄五分　黄连一钱　当归尾半钱　草龙胆一钱　草豆蔻一钱

上件为末,擦之如神。

牢牙地黄散　治脑寒痛及牙疼。

麻黄　黄连　骨灰各一钱　升麻一钱半　草豆蔻一钱二分　吴茱萸八分　益智四分　当归四分　藁本二分　黄芪半钱　熟地黄三分　人参三分　羌活三分　白芷半钱　防己三分　生地黄三分

上件为末,擦之神效。

细辛散　治寒邪、风邪犯脑疼、牙痛。

麻黄三分　桂枝二分半　升麻二分　羌活一钱半　柴胡二分　防风二分　藁本三分　白芷二分　当归四分　苍术三分　细辛少许　骨灰一钱半　草豆蔻半钱

上为末,先漱后擦之,神妙。

立效散　治牙齿疼不可忍,痛及头脑项背,微恶寒饮,大恶热饮,其脉上、中、下三部阳虚阴盛,是五脏内盛,而六腑阳道微小,小便滑数。

防风一钱　升麻七分　炙甘草三分　细辛叶二分　草龙胆四分,酒制

上咬咀,如麻豆大,都作一服,水一盏,煎至五分,去滓,以匙抄在口中,煤痛处,待少时立止。如多恶热饮,更加草龙胆一钱。此法不定,随寒热多少,临时加减。若更恶风作痛,加草豆蔻半钱、黄连半钱,却勿加草龙胆。

牢牙散　治牙龈肉绽有根,牙疳肿疼,牙动摇欲落,牙齿不长,牙黄口臭。

升麻四分　羌活一两　草龙胆一两半,酒制　羊胫骨灰一两

上为末,先以温水漱口,每用少许擦之。

风热牙痛治验

刘经历之内,年三十余,病齿痛不可忍,须骑马外行,口吸凉风则痛止,至家则其痛复作。家人以为祟神,祷于巫师而不能愈,遂求治于先师。师闻其故,曰:此病乃湿热为邪也。足阳明贯于上齿,手阳明贯于下齿,况足阳明多

血多气,加以膏粱之味助其湿热,故为此痛。今立一方,不须骑马,常令风寒之气生于牙齿间,以黄连、胡桐泪之苦寒,新薄荷叶、荆芥穗之辛凉,四味相合而作风寒之气,治其风热为主;以新升麻之苦平,行阳明经为使;牙齿骨之余,以羊胫骨灰补之为佐;麝香少许,入肉为引,用为细末擦之,痛乃减半,又以调胃承气汤去芒硝加黄连,以治其本,服之下三两行,其痛良愈,遂不复作。

清胃散 治因服补胃热药,致使上下牙疼痛不可忍,牵引头脑满面热发大痛。足阳明之别络于脑在《针经》十五络中,喜寒恶热,乃手阳明经中热盛而作也。其齿喜冷水恶热汤。

生地黄三分,酒制,真者　升麻一钱　牡丹皮半钱　当归三分　净黄连三分,如连不好,更加二分,夏月倍之,无定法

上为末,作一服,水盏半,煎至一半,去滓,带冷服,立已。

神功丸 治多食肉人,口臭不可近,牙齿疳蚀,牙龈肉将脱,齿落血不止。

黄连净,半两,酒制　缩砂半两　甘草三钱　藿香叶一钱　生地黄三钱,酒制木香一钱　升麻二钱　当归身一钱　兰香叶一钱,如无,藿香代之

上为末,汤浸蒸饼丸如绿豆大,每服百丸至二百丸,白汤下,食远。兼治血痢及血崩,血下不止,血下褐色或紫黑色,及肠澼下血,空心服。

腰痛门

腰痛论

《六元正纪大论》曰:太阳所至为腰痛。又云:巨阳即太阳也虚则腰背头项痛。足太阳膀胱之脉所过,还出别下项,循肩膊内,挟脊抵腰中。故为病者,项如拔,挟脊痛,腰似折,髀不可以曲,是经气虚则邪客之,痛病生矣。夫邪者,是风热寒湿燥皆能为病,大抵寒湿多而风热少。然有房室劳伤,肾虚腰痛者,是阳气虚弱不能运动故也。《经》言:腰者肾之府,转摇不能,肾将败矣。宜肾气丸、鹿茸茴香丸类,以补阳之不足也。如膏粱之人,久服阳药,醉以入房,损其真阴,肾气热;肾气热则腰脊痛而不能举,久则髓减骨枯,骨枯发为骨痿,宜六

味地黄丸、温肾丸、封髓丹之类,以补阴之不足也。《黄帝针经》卷第三杂病第八:腰痛上寒,取足太阳、阳明;腰痛上热,取足厥阴。足之三阴,从足走入腹,所经过处,皆能为痛。治之,当审其何经所过分野,循其空穴而刺之,审其寒热而药之。假令足太阳令人腰痛,引项、脊、尻、背如重状,刺其郄中①、太阳二经出血,余皆仿此。彼执一方,治诸腰痛者,固不通矣。

丁未冬,曹通甫自河南来,有役夫小翟,露居,卧寒湿地,腰痛不能转侧,两胁抽急作痛,已经月余不愈矣。《腰痛论》中说,皆为足太阳、足少阴血络中有凝血作痛,间有一二证,属少阳胆经外络脉病,皆去血络之凝乃愈。其《内经》有云,冬三月禁,不得用针,只宜服药,通其经络,破其血络中败血,以川芎肉桂汤主之。

川芎肉桂汤

羌活一钱半　独活半钱　柴胡　肉桂　桃仁去皮尖,研　当归尾　苍术　炙甘草各一钱　炒曲半钱　防风三分　汉防己酒制,三分　川芎一钱

上㕮咀,作一服,好酒三盏,煎至一盏,去滓,温服,早饭后、午饭前,数服食愈。宜温暖处服之。

独活汤　治因劳役,腰痛如折,重沉如山。

羌活　防风　独活各三钱　炙甘草二钱　肉桂三钱　当归半两　桃仁三十个　连翘半两　防己一两,酒制　黄柏一两,酒制　泽泻三钱　煨大黄三钱

上㕮咀,每服半两,酒半盏、水一盏半,煎至一盏,去滓,热服立愈。

麻黄复煎散　治阴室中汗出,懒语,四肢困倦无力,走着疼痛者,乃下焦伏火而不得伸浮,为之躁热汗出也;困倦疼痛者,风湿相搏,一身尽痛也。当去风湿,脉中邪,以升阳发汗,渐渐发之;火郁乃湿在经者,亦宜发汗。况正值季春之月,脉缓而迟,尤宜发汗,令风湿去而阳升,以此困倦即退,气血俱得生旺也。

麻黄二钱,去节微捣,水五大盏,先煎令沸,去沫,至三盏入下项,再煎　柴胡半钱　防风半钱　杏仁三个　黄芪二钱　黄柏一钱　生地黄半钱

上件锉,如麻豆大,都作一服,入麻黄汤内煎至一盏,临卧服之,勿令食饱,取渐次有汗则效。

---

① 郄中:腘窝处的委中穴。

苍术复煎散 治寒湿相合,脑户痛,恶寒,项筋脊骨强,肩背胛眼痛,膝髌痛,无力行步,身沉重。

苍术四两,水二碗,煎至二大盏,去滓,再入下项药 羌活一钱 升麻 柴胡 藁本 泽泻 白术各半钱 黄皮三分 红花少许

上件锉,如麻豆大,先煎苍术汤二盏,复煎下项药至一大盏,去滓,热服,空心服之,取微汗为效,忌酒与湿面类。

苍术汤 治湿热腰腿疼痛。

苍术三钱,去湿止痛 柴胡二钱,行经 黄柏一钱,始得之时寒也,久不愈寒化为热,除湿止痛 防风一钱,风能胜湿

上件作一服,水二盏,煎至一盏,去滓,稍热服,空心食前。

羌活汤 治两目如火肿痛,两足及伏兔筋骨疼痛,膝胻少力,身重腰疼,夜恶寒,痰嗽,项筋背急,目外眦,目系急,食不下。

羌活三分 麻黄三分 炙甘草二分 生甘草二分 升麻 黄皮酒制 草豆蔻 当归 黄芩各三分 柴胡二分 生地黄三分 藁本三分 苏木三分 苍术半钱 熟地黄一分 独活二分 红花二分

上件㕮咀,如麻豆大,都作一服,水二大盏,煎至一盏,去滓,稍热服,食远。

破血散疼汤 治乘马损伤,跌其脊骨,恶血流于胁下,其痛苦楚不能转侧,妨其饮食。

羌活 防风各一钱 柴胡 连翘 当归各二钱 中桂一钱 麝香少许,别研 水蛭炒烟尽,三钱,研

上件分作二服,酒二大盏、水一盏,除水蛭、麝香外,另研如泥,煎余药作一大盏,去滓,上火令稍热,调二味,饥服之。

地龙散 治腰脊痛,或打扑伤损,从高坠下,恶血在太阳经中,令人腰脊或胫、腨、臀、股中痛不可忍,鼻壅塞不通。

中桂四分 桃仁六个 羌活二钱 独活一钱 黄柏一钱 麻黄半钱 当归尾一分 地龙四分 甘草一钱 苏木六分

上件㕮咀,每服五钱,水二盏,煎至一盏,去滓,温服。

羌活苍术汤 治脚膝无力沉重。

羌活三分 防风一钱半 柴胡七分半 升麻一钱 独活一钱 葛根半钱 炙

甘草半钱　黄芪二钱　苍术一钱　橘皮六分　砂仁一钱　黄皮半钱　知母二钱半

生甘草半钱　草豆蔻半钱

上件分作二服,每服水三盏,煎至一盏,去滓,热服。

健步丸　治膝中无力,伸而不得屈,屈而不得伸,腰背腿脚沉重,行步艰难。

羌活半两　柴胡半两　防风三钱　川乌头一钱　炒滑石半两　炙甘草半两

防己一两　苦参一钱,酒制　肉桂半钱　瓜蒌根半两,酒制　泽泻三钱

上为末,酒糊丸,如桐子大,每服七十丸,煎愈风汤送下,空心。愈风汤出洁古老人方论风门中。

趁痛丸　治打扑闪损,腰痛不可忍。

白莴苣子炒黄　白粟米炒黄　乳香　没药各一钱　乌梅一个

上为末,蒸饼为丸,如弹子大,每服一丸,细嚼,温酒下,空心,食前。

麻黄苍术汤　治寒湿所客,身体沉重,腰痛,面色萎黄不泽。

麻黄一钱　桂枝半钱　杏仁十个　草豆蔻半钱　半夏半钱　炒曲一钱　苍术二钱　橘皮一钱　泽泻一钱　白茯苓一钱　猪苓半钱　黄芪二分　炙甘草二分

上件哎咀,如麻豆大,作一服,水二盏,煎至一盏,去滓,稍热服,食前。

补益肾肝丸　治目中溜火,视物昏花,耳聋,耳鸣,困倦乏力,寝汗憎风,行步不正,两足欹侧,卧而多惊,脚膝无力,腰以下消瘦。

柴胡　羌活　生地黄炒　苦参炒　防己炒,各半钱　附子炮,一钱　肉桂一钱　当归二钱

上件为末,熟水丸如鸡头仁大,每服五十丸,温水送下,食前。

卷七　大便结燥门

大便结燥论

《金匮真言论》云:北方黑色,入通肾,开窍于二阴,藏精于肾。又云:肾主

大便,大便难者,取足少阴。夫肾主五液,津液润则大便如常。若饥饱劳役,损伤胃气,及食辛热味厚之物,而助火邪,伏于血中,耗散真阴,津液亏少,故大便结燥。然结燥之病不一,有热燥、有风燥。有阳结、有阴结,又有年老气虚津液不足而结者。治法云:肾恶燥,急食辛以润之。结者散之。如少阴不得大便,以辛润之;太阴不得大便,以苦泻之。阳结者散之,阴结者温之。仲景云:小便利,大便硬,不可攻下,以脾约丸润之。食伤太阴,腹满食不化,腹响然,不能大便者,以药泻之。大抵津液耗少而燥者,以辛润之;有物而结者,当下之。若不究其源,一概用巴豆、牵牛之类下之,损其津液,燥结愈甚;有复下复结,极则以至引导于下而不能通者,遂成不救之证,可不慎哉?

润肠丸 治脾胃中伏火,大便秘涩或干燥秘塞不通,全不思食,乃风结秘、血结秘,皆令闭塞也。以润燥和血疏风,自然通。

麻子仁 桃仁去皮尖,各一两 羌活半两 当归尾 煨大黄各半两

上件,除麻仁、桃仁别研如泥外,捣罗为末,五上火炼蜜,丸如桐子大,每服三五十丸,空心,白汤送下。

如病人不大便,为大便不通而滋其邪盛者,急加酒制大黄以利之;如血燥而大便燥干者,加桃仁、酒制大黄;如风结燥大便不行者,加麻子仁、大黄;如风涩而大便不行者,加皂角仁、大黄、秦艽以利之;如脉涩觉身有气涩,而大便不通者,加郁李仁、大黄以除之气燥;如寒阴之病,为寒结闭而大便不通者,以《局方》中半硫丸或加煎附子干姜汤,冰冷与之。其病虽阴寒之证,常当服阳药补之,若大便不通者,亦当十服中与一服药微通其大便,不令闭结,乃治之大法。

若病人虽是阴证,或是阴寒之证,其病显燥,脉实坚,亦于阳药中加少苦寒之药,以去热燥,燥止勿加。如阴燥欲坐井中者,其二肾脉必按之虚,或沉细而迟,此易为辨耳。知有客邪之病,亦从权加药以去之。

当归润燥汤

升麻二钱 当归一钱 熟地黄一钱 生地黄二钱 甘草 大黄 桃仁 麻仁各一钱 红花少许

上件,除桃仁、麻仁另研如泥外,锉如麻豆大,作一服,水二大盏,入桃仁、麻仁煎至一盏,去滓,空心,宿食消尽,热服之。

导滞通幽汤 治大便难,幽门不通上冲,吸门不开,噎塞不便,燥闭气不得

下,治在幽门,以辛润之。

当归　升麻　桃仁泥各一钱　生地黄五分　红花一分　熟地黄五分　炙甘草一分

上件作一服,水二盏,煎至一盏,去滓,调槟榔细末半钱,稍热服。

活血润燥丸　治大便风秘不通,常燥结。

当归一钱　防风三钱　羌活一两　大黄一两,湿纸裹煨　桃仁二两,汤泡,去皮尖　麻仁二两半,二味另研入药　皂角仁烧存性,去皮,一两半,其性得湿则滑,湿滑则燥结自除,用之勿误

上除麻仁、桃仁另研外,为细末,却同拌匀,炼蜜去沫为丸,如梧子大,每服五十丸,三两服后,大便日久不能结燥也。以瓷器内盛,纸封之,无令见风。

升阳泻湿汤　治膈咽不通,逆气里急,大便不行。

青皮二分　甘草四分　槐子二分　黄芪一钱　黄柏三分　升麻七分　生地黄三分　熟地黄三分　当归四分　桃仁二钱　苍术半钱

上件㕮咀,如麻豆大,作一服,另研桃仁泥子,一处同煎,水二大盏,煎至一盏,去滓,稍热服,食前。

麻黄白术散　治大便不通,三日一遍,小便黄赤,浑身肿,面上及腹尤甚,其色黄,麻木身重如山,沉困无力,四肢痿软,不能举动,喘促唾清水,吐哕痰唾,白沫如胶,时躁热,发欲去衣,须臾而过,振寒,项额有时如冰,额寒尤甚,头旋眼黑,目中溜火,冷泪,鼻不闻香臭,少腹急痛,当脐有动气,按之坚硬而痛。

麻黄不去节,半两　桂枝三分　杏仁四个　吴茱萸　草豆蔻各半钱　厚朴三分　炒曲半钱　升麻二分　柴胡三分　白术三分　苍术三分　生甘草一钱　泽泻四分　茯苓四分　橘红二分　青皮一分　黄连一分,酒制　黄皮二分,酒制　黄芪三分　人参三分　炙甘草一分　猪苓三分

上㕮咀,分作两服,水二大盏半,先煎麻黄令沸去沫,再入诸药,同煎至一盏,去滓,稍热服,食远。

此证宿有风湿热伏于荣血之中,其木火乘于阳道,为上盛元气短少,上喘为阴火伤其气,四肢痿。在肾水之间,乃所胜之病。今正遇冬寒,得时乘其肝木,又实其母肺金,克火凌木,是大胜必大复。其证善恐欠多嚏,鼻中如有物,不闻香臭,目视眈眈,多悲健忘,小腹急痛,通身黄,腹大胀,面目肿尤甚,食不

下，痰唾涕有血，目眦疡，大便不通，只两服皆已。

痔漏门

痔漏论

《生气通天论》云：因于饱食，筋脉横解，肠澼为痔。夫大肠者，庚也。主津，本性燥清，肃杀之气；本位主收，其所司行津，以从足阳明，旺则生化万物者也。足阳明为中州之土，若阳衰亦殒杀万物，故曰万物生于土，而归于土者是也，以手阳明大肠司其化焉。既在西方本位，为之害蜇，司杀之府，因饱食、行房忍泄，前阴之气归于大肠，木乘火势，而侮燥金，故火就燥也。大便必秘，其疾甚者，当以苦寒泻火，以辛温和血润燥，疏风止痛，是其治也。

秦艽白术丸　治痔疾，并痔漏有脓血，大便燥硬而作疼痛不可忍。

秦艽一两，去芦　当归尾半两，酒制　桃仁一两，汤浸，去尖，另研细　地榆三钱　枳实麸炒，半两　皂角仁一两，烧存性，去皮　泽泻半两　白术半两

痔漏之病，乃风热湿燥为之也，以秦艽、当归尾辛温，和血润燥，疏风止痛，桃仁润血；以皂角仁除风燥；以地榆破血；以枳实之苦寒，补肾以下泄胃实；以泽泻之淡渗，使气归于前阴，以补清燥受胃之湿邪也；白术之苦甘，以苦补燥气之不足，其甘味泻火而益元气也。故曰甘寒泻火，乃假枳实之寒也。古人用药为下焦如渎，又曰在下者引而竭之，多为大便秘涩，以大黄推去之；其津血益不足，以当归和血及油润之剂，则大便自然软利矣。宜作锉汤以与之，是下焦有热，以急治之之法也。以地榆恶人而坏胃，故宿食消尽，空心，作丸服之。

上同为细末，和桃仁泥子研匀，煎热汤，白面糊为丸，如鸡头仁大，令药光滑焙干，每服百丸，白汤送下，空心，宿食消尽服之，待少时以美膳压之。忌生冷硬物、冷水菜之类，并湿面酒及五辣辛热、大料物之类，犯之则药无验矣。数服而愈。

肠风痔漏者，总辞也。分之则异，若破者为之痔漏，大便大涩必作大痛，此

由风热乘食饱不通,气逼大肠而作也。受病者,燥气也。为病者,胃热也。胃刑大肠,则化燥火,以乘燥热之实,胜风附热而来,是湿、热、风、燥四气而合,故大肠头成块者湿也,作大痛者风也,作大便燥结者,主病兼受火邪也。去此四者,其西方肺主诸气,其体收下,亦助病邪,须当破气药兼之,治法全矣。以锉汤与之,其效如神速,秦艽苍术汤主之。

秦艽苍术汤

秦艽一钱,去苗　泽泻三分　苍术七分　防风三分　大黄少许,虽大便过涩,亦不可多用　桃仁汤浸,去皮尖,一钱,另研细　皂角仁烧存性,去皮,一钱,另研细,调下　当归尾三分,酒制　黄柏去皮,酒制,五分,若大肠头沉重者,湿胜也,更加之;若天气火热盛,病人燥热者,喜冷,以急加之　槟榔梭身一分,细末调服之

上件,除槟榔、桃仁、皂角仁三味外,㕮咀,如麻豆大,慎勿作末,都作一服,水五盏,煎至一盏二分,去滓,入槟榔等三味,再上火煎至一盏,空心,候宿食消尽,热服之,待少时,以美膳压之,不犯胃气也。服药日,忌生冷硬物、冷菜之类及酒湿面、大料物、干姜之类。犯之其药无效。如有白脓,加白葵花五朵,去萼,青皮半钱,不去白,入正药中同煎。又用木香三分,为细末,同槟榔等三味再上火同煎,依上法服饵。古人治此疾,多以岁月除之,此药一服而愈,若病大者,再服而愈。

七圣丸　治大肠疼痛不可忍。叔和云:积气生于脾脏旁,大肠疼痛阵难当,渐交稍泻三焦是,莫谩多方立纪纲。

羌活一两　槟榔　木香　川芎　桂去皮,以上各半两　大黄八钱,煨　郁李仁汤浸,去皮,另研,一两半

上件,除郁李仁另入外,为极细末,炼蜜为丸,如桐子大,量病人虚实,临时斟酌丸数,白汤送下,取大便微利,一服而愈。切忌多利大便,大便大行,其痛滋甚。

秦艽防风汤　治痔漏,每日大便时发疼痛,如无疼痛,非痔漏也,此药主之。

秦艽　防风　当归身　白术以上各一钱半　黄柏五分　橘皮三分　炙甘草六分　红花少许　桃仁三十个　煨大黄三分　升麻二分　柴胡二分　泽泻六分

上件,锉如麻豆大,都作一服,水三大盏,煎至一盏,去滓,稍热,空心服之,避风寒,忌房事、酒湿面、大辛热物及当风寒处大便。

当归郁李仁汤 治痔漏，大便硬努，大肠下垂多血，苦痛不能任。

皂角仁一钱，另为细末，煎成调服 郁李仁一钱 麻子仁一钱半 秦艽一钱半 苍术半钱 当归尾半钱 泽泻三分 煨大黄三分 生地黄半钱 枳实七分

上件咬咀，水三大盏，煎至一盏，去滓，空心，宿食消尽服之，忌风寒处大小便。

秦艽羌活汤 治痔漏成块，下垂疙瘩①，不任其痒。

升麻半钱 柴胡半钱 黄芪一钱 炙甘草半钱 防风七分 藁本二分 细辛少许 红花少许 羌活一钱二分 秦艽一钱 麻黄半钱

上件锉，如麻豆大，都作一服，水二盏，煎至一盏，去滓，空心服之，忌禁如前。

红花桃仁汤 治痔疾经年，因饱食筋横解，肠澼为痔，当去其筋脉横解，破血络是也。治法当补北方泻中央。

生地黄一钱 当归尾半钱 桃仁十个 红花半分 汉防己半钱 黄柏一钱半 猪苓半钱 泽泻八分 防风半钱 麻黄不去根，二分 苍术六分

上件锉，如麻豆大，都作一服，水三大盏，煎至一盏，去滓，食前，热服之，忌禁如前。

秦艽当归汤 治痔漏，大便燥结疼痛。

秦艽一钱 当归尾半钱 桃仁二十个 红花少许 枳实一钱 煨大黄四钱 泽泻半钱 白术半钱 皂角仁半钱

上件锉，如麻豆大，都作一服，水三大盏，煎至一盏，去滓，稍热服，食前。

泻痢肠澼门

泻痢肠澼论

《太阴阳明论》云：饮食不节，起居不时，阴受之，阴受之则入五脏，入五脏则膜满闭塞，下为飧泄，久为肠澼也。又云：春伤于风，夏生飧泄。又云：湿胜

---

① 下垂疙瘩：外痔而垂于肛门外。

则濡泻。夫脾胃者,同湿土之化,主腐熟水谷,胃气和平,饮食入胃,精气则输于脾,上归于肺,行于百脉而成荣卫也。若饮食一伤,起居不时,损其胃气,而上升精华之气即下降,是为飧泄,久则太阴传少阴而为肠澼。假令伤寒饮食,䐜满而传飧泄者,宜温热之剂以消导之;伤湿热之物而成脓血者,宜苦寒之剂以疏之。风邪下陷者,升举之;湿气内胜者,分利之;里急者下之;后重者调之;腹痛者和之;洞泻、肠鸣,无力不及拈衣,其脉弦细而弱者,温之、收之;脓血稠粘,数至圊而不能便,其脉洪大而有力者,寒之、下之。大抵治病,救其所因,细察何气所胜,取相克之药平之,随其所利而利之,以平为期,此治之大法也。如泄而脉大,肠澼下血脉弦绝涩者,皆难治;滑大柔和者易治。故叔和云:下痢微小得延生,脉大洪浮无差日,正谓此也。

　　癸卯岁冬十月,小雪薄冰,天冷应时,白枢判家一老仆,面尘脱色,神气特弱,病脱肛日久,服药未验,近日复下赤白,脓痢作,里急后重,白多赤少,不任其苦。先师料曰:此非肉食膏粱,必多蔬食,或饮食不节,天气应时,衣盖犹薄,寒侵形体,乃寒滑气泄不固,故形下脱也。当以涩去其脱而除其滑;微酸之质固气上收,去其下脱;以大热之剂除寒补阳;以补气之药升阳益气,是的对其证。

　　诃子皮散　治肠胃虚寒泄泻,水谷不化,肠鸣腹痛,脱肛,或作脓血,日夜无度。

　　粟壳去蒂盖,蜜炒半钱　诃子去核,七分,煨　干姜炮,六分　橘皮半钱

　　《本草》十剂云,涩可去脱,以粟壳之酸微涩,上收固气去脱,主用为君也;以诃子皮之微酸,上收固血,治其形脱;橘皮微苦温,益真气升阳为之使;以干姜大辛热之剂,除寒为臣。

　　上件为细末,分作二服,每服水二盏,煎至一盏,和滓热服,空心,再服痊愈。

　　除湿热和血汤　治肠澼下血,另作一派,其血唧出有力,而远射四散如筛。仲春中旬,下二行,腹中大作痛,乃阳明气冲热毒所作,当升阳去湿热和血脉,是其治也。

　　生地黄半钱　牡丹皮半钱　白芍药一钱半　生甘草半钱　熟甘草半钱　黄芪一钱　升麻七分　当归身三分　苍术　秦艽　橘皮　肉桂　熟地黄各三分

上件㕮咀,都作一服,水四盏,煎至一盏,去滓,空心,宿食消尽服之,稍热,立效。

升麻补胃汤 治宿有阳明血证,五月间大热,因吃杏,肠澼下血,唧远去,四下散漫如筛,腰沉沉然,腹中不痛,血色紫黑,病名曰湿毒肠澼,是阳明、少阳经血证也。

升麻 羌活各一钱 独活 防风各一钱 柴胡半钱 葛根三分 肉桂少许 牡丹皮 熟地黄 生地黄各半钱 白芍药一钱半 当归身三分 黄芪一钱 炙甘草半钱

上件㕮咀,如麻豆大,分作二服,水二大盏,煎至一盏,去滓,稍热服,食前。

槐花散 治肠澼下血、湿毒下血。

槐花六分 青皮六分 当归身一钱 荆芥穗六分 升麻一钱 熟地黄六分 川芎四分 白术六分

上件为细末,每服二钱或三钱,米饮清调下,食前,忌酒湿面、生冷物。

益智和中汤 治肠澼下血,或色深者紫黑,腹中痛,腹皮恶寒,右三部脉中指下得俱弦,按之无力,关脉弦甚紧,肌表阳明分凉,腹皮热而喜热物熨之,内寒明矣。

升麻一钱 葛根半钱 白芍药一钱半 炙甘草一钱 桂枝四分 益智仁半钱 当归身一钱 黄芪一钱 牡丹皮半钱 柴胡半钱 半夏半钱 干姜少许 肉桂一分

上件为粗末,都作一服,水三大盏,煎至一盏,去滓,温服,一服,食前。

和中益胃汤 治太阴、阳明腹痛,大便常泄,若不泄却秘而难见,在后传作湿热毒,下鲜红血,腹中微痛,胁下急缩,脉缓而洪弦,中之乍得,按之空虚。

熟地黄三分 当归身酒制,三分 升麻半钱 苏木一分 藁本二分 炙甘草三分 柴胡半钱 益智二分

上件都作一服,水三盏,煎至一盏,去滓,空心,温服,一服而愈。

茯苓汤 治因伤冷饭水泄,一夜约走十行,变作白痢。次日,其痢赤白,腹中疠痛减食,热躁,四肢困倦无力以动。

茯苓六分 泽泻一钱 当归身四分 苍术二分 生姜二钱 肉桂五分 猪苓六分 炙甘草半钱 升麻二钱 芍药一钱半 黄芩三分,生用 柴胡二分

上件吹咀,分作二服,每服水二大盏,煎至一盏,去滓,稍热服,食前。

黄芪补胃汤 治一日大便三四次,溏而不多,有时作泄,腹中鸣,小便黄。

黄芪三分　炙甘草二钱　升麻六分　橘皮三分　当归身三分　益智仁三分
柴胡三分　红花少许

上件吹咀,分作二服,水二大盏,煎至一盏,去滓,稍热服,食前。

升麻除湿汤 自上而下者,引而去之。

升麻半钱　柴胡半钱　羌活半钱　苍术一钱　炙甘草三分　神曲半钱　猪
苓半钱　陈皮三分　大麦蘖面三分　防风半钱　泽泻半钱

上件都作一服,水二盏,煎至一盏,早饭后,稍热服。如胃寒肠鸣,加益智
仁半钱、半夏半钱,生姜、枣同煎,非肠鸣不得用。

人参益胃汤 治头闷,劳动则微痛,不喜饮食,四肢怠堕,躁热短气,口不
知味,肠鸣,大便微溏黄色,身体昏闷觉渴,不喜冷物。

黄芪二分　甘草二分　黄芩三分　陈皮半钱　柴胡三分　红花少许　当归
尾二分　升麻半钱　白术三分　半夏三分　人参三分　益智二分　苍术一钱半

上都作一服,水二盏,煎至一盏,去滓,稍热服,食前。

升麻补胃汤 治因内伤,服牵牛、大黄,食药致泻痢五七行,腹中大痛。

升麻半钱　柴胡半钱　当归身一分　半夏三分　干姜二分　甘草七分　黄
芪半钱　草豆蔻半钱　红花少许

上件都作一服,水二盏,煎至一盏,去滓,早饭后,稍热服。

扶脾丸 治脾胃虚寒,腹中痛,溏泻无度,饮食不化。

白术二钱　茯苓二钱　橘皮一钱　大麦蘖四钱半　炙甘草二钱　肉桂半钱
半夏二钱　干生姜半钱　诃子皮二钱　红豆一钱　干姜一钱　炒曲四钱　藿香一
钱　乌梅二钱

上件为细末,荷叶烧饭为丸,如桐子大,每服五十丸,食前,温水送下。

乌梅肉丸 治肠风下血,别无余证,但登厕便见,亦非内痔,服之立效。

真僵蚕一两　乌梅肉烧干,一两

上为末,薄糊丸,如鸡头肉大,每服百丸,食前,多用白汤送下,日三服。

小便淋闭论

《三难》云：病有关有格，关则不得小便。又云：关无出之由，皆邪热为病也。分在气、在血而治之，以渴与不渴而辨之。如渴而小便不利者，是热在上焦肺之分，故渴而小便不利也。夫小便者，是足太阳膀胱经所主也，长生于申，申者西方金也。肺合生水，若肺中有热，不能生水，是绝其水之源。《经》云：虚则补其母，宜清肺而滋其化源也，故当从肺之分，助其秋令，水自生焉。又如雨、如露、如霜，皆从天而降下也，乃阳中之阴，秋气自天而降下也。且药有气之薄者，乃阳中之阴，是感秋清肃杀之气而生，可以补肺之不足，淡味渗泄之药是也。茯苓、泽泻、琥珀、灯心、通草、车前子、木通、瞿麦、萹蓄之类，以清肺之气，泄其火，资水之上源也。如不渴而小便不通者，热在下焦血分，故不渴而大燥，小便不通也。热闭于下焦者，肾也、膀胱也，乃阴中之阴，阴受热邪，闭塞其流。易上老云：寒在胃中遏绝不入，热在下焦填塞不便。须用感北方寒水之化，气味俱阴之药，可除其热，泄其闭塞。《内经》云：无阳则阴无以生，无阴则阳无以化。若服淡渗之药，其性乃阳中之阴，非纯阳之剂，阳无以化，何能补重阴之不足也？须用感地之水运，而生大辛之味；感天之寒药，而生大寒之气。此气味俱阴，乃阴中之阴也。大寒之气，人禀之生膀胱，寒水之运，人感之生肾。此药能补肾与膀胱。受阳中之阳，热火之邪而闭塞其下焦，使小便不通也。

热在下焦小便不通治验

北京人，王善甫，为京兆酒官。病小便不利，目睛突出，腹胀如鼓，膝以上坚硬，皮肤欲裂，饮食不下，甘淡渗泻之药皆不效。先师曰：疾急矣，而非精思不能处，我归而思之。夜参半，忽揽衣而起，曰：吾得之矣。《内经》有云，膀胱者，津液之府，又气化而能出焉。渠辈已用渗泄之药，而病益甚，是气不化也。启玄子云：无阳则阴无以生，无阴则阳无以化。甘淡气薄皆阳药，独阳无阴欲化得乎！明日以群阴之剂投之，不再服而愈。

滋肾丸　治不渴而小便闭，热在下焦血分也。

知母去皮，锉，酒制　黄柏锉，酒制，焙干，各二两　肉桂一钱

《内经》云：热者寒之。遂用知母、黄柏大苦寒为主治，肉桂辛热与热同体，乃寒因热用也。

上件为细末，煎熟水为丸，如鸡头大，每服百余丸至二百丸，煎百沸汤送下，空心，宿食消尽服之。顿两足，令药易下行故也。如小便利，前阴中如刀刺痛，有恶物下，为效验。

清肺饮子　治渴而小便不利，邪热在上焦气分也。

茯苓去皮，二钱　猪苓去皮，三钱　泽泻五分　琥珀半钱　灯心一分　木通七分　通草二分　车前子二钱，炒　瞿麦五分　萹蓄七分

上为细末，每服五钱，水一盏半，煎至一盏，稍热服，或《局方》八正散，仲景五苓散亦得用之。

导气除燥汤　治小便闭塞不通，乃血涩，致气不通而窍涩也。

知母细锉，酒制，三钱　黄柏酒制，四分　滑石炒黄色，为末，二钱　泽泻为末，三钱　茯苓去皮，二钱

上件和匀，每服秤半两，水三大盏，煎至一盏，去滓，稍热服，空心。如急闭，不计时候。

肾疸汤　治肾疸目黄，甚至浑身黄，小便赤涩。

升麻半钱　羌活　防风　藁本　独活　柴胡以上各半钱

以上治肾疸目黄，浑身黄。

白术半钱　苍术一钱　猪苓四分　泽泻三分　茯苓二分

以上治小便赤涩。

葛根半钱　甘草三分　黄柏二分　人参三分　曲六分

上件锉，如麻豆大，分作二服，每服水三盏，煎至一盏，去滓，稍热服，食前。

阴痿阴汗及臊臭门

阴痿阴汗及臊臭论

一富者,前阴臊臭,又因连日饮酒,腹中不和,求先师治之。曰:前阴者,足厥阴肝之脉,络阴器,出其挺末。夫臊者,心之所主,散入五方为五臭,入肝为臊臭,此其一也。当于肝经中泻行间,是治其本;后于心经中泻少冲,乃治其标。如恶针,当用药除之。夫酒者,气味俱厚,能生里之湿热,是风湿热合于下焦为邪,故《经》云:下焦如渎,又云:在下者引而竭之。酒是湿热之水,亦宜决前阴以去之,是合下焦二法之治。

龙胆泻肝汤 治阴部时复湿痒及臊臭。

柴胡 泽泻各一钱 车前子 木通各半钱 生地黄 当归尾 草龙胆各三分

柴胡入肝为引用;泽泻、车前子、木通淡渗之味利小便以降臊臭,是名在下者引而竭之;生地黄、草龙胆苦寒泻酒湿热,更兼车前子之类,以撤肝中邪气;肝生血,以当归尾滋肝中血不足。

上件㕮咀,如麻豆大,都作一服,水三大盏,煎至一盏,去滓,稍热,空心,宿食消尽服之,更以美膳压之。

清震汤 治溺黄臊臭淋漓,两丸如冰,阴汗浸及两股,阴头亦冷,正值十二月天寒凛冽,霜雪交集,寒之极矣。

升麻半钱 甘草炙,二分 柴胡五分 酒黄柏一钱 苍术半钱 藁本二分 防风三分 当归身二分 红花一分 猪苓三分 羌活一钱 麻黄根三分 黄芩半钱 泽泻四分

上件㕮咀,如麻豆大,都作一服,水二大盏,煎至一盏,去滓,临卧服,大忌酒湿面。

正元汤 治两丸冷,前阴痿弱,阴汗如水,小便后有余滴,尻臀并前阴冷,恶寒而喜热,膝亦冷。

升麻一钱　羌活一钱　柴胡一钱　炙甘草一钱半　草龙胆二钱　黄柏二钱泽泻一钱半　知母二钱

上件锉，如麻豆大，都作一服，水三盏，煎至一盏，去滓，稍热服，空心服之，以早饭压之。

柴胡胜湿汤　治两外肾冷，两髀枢阴汗，前阴痿，阴囊湿痒、燥气。

生甘草二钱　柴胡一钱　酒黄柏二钱　当归尾一钱　红花少许　草龙胆麻黄根　羌活　汉防己各一钱　五味子三个　升麻一钱半　泽泻一钱半　茯苓一钱

上件锉，如麻豆大，都作一服，水三大盏，煎至一盏，去渣，温服，食前，忌酒湿面、房事。

椒粉丸　治前阴两丸湿痒痛，秋冬甚，夏月减。

麻黄一钱　黑狗脊半钱　斑蝥两个　肉桂二分　当归身三分　轻粉少许小椒三分　蛇床子半钱　猪苓三分　红花少许

上件为细末，干掺上，避风寒、湿冷处坐卧。

补肝汤　治前阴如冰冷并阴汗，两脚痿软无力。

黄芪七分　人参三分　葛根三分　升麻四分　柴胡　羌活　当归身　连翘炒黄柏　泽泻　苍术　曲末　知母　防风各二分　炙甘草半钱　陈皮二分　白茯苓三分　猪苓四分

上件锉，如麻豆大，都作一服，水二盏，煎至一盏，去滓，稍热，空心，食前，忌酒湿面。

温肾汤　治面色萎黄，脚痿弱无力，阴汗，阴茎有汗色。

麻黄六分　防风一钱半　白术一钱　泽泻二钱　猪苓一钱　白茯苓一钱　升麻一钱　柴胡六分　酒黄柏一钱　苍术一钱半

上件分作二服，水二大盏，煎至一盏，去滓，稍热服，食前，天晴明服之，候一时辰方食。

丁香疝气丸　治脐下撮急疼痛，并脐以下周身皆急痛，小便频清，其五脉急，独肾按之不急，皆虚无力，名曰肾疝。

当归　茴香各一钱　甘草　木香各半钱　全蝎三十个　羌活三钱　防己三分麻黄根节　玄胡各一钱　丁香半钱　肉桂一钱　川乌头半钱

上件为细末,酒煮面糊为丸,如鸡头仁大,每服五十丸,温酒送下,淡盐汤亦得,空心。

卷九 杂方门

时毒治验

泰和二年,先师以进纳监济源税,时四月,民多疫疠,初觉憎寒体重,次传头面肿盛,目不能开,上喘,咽喉不利,舌干口燥,俗云"大头天行",亲戚不相访问,如染之,多不救。张县承佟亦得此病,至五六日,医以承气加蓝根下之,稍缓。翌日,其病如故,下之又缓,终莫能愈,渐至危笃。或曰李明之存心于医,可请治之。遂命诊视,具说其由。先师曰:夫身半以上,天之气也;身半以下,地之气也。此邪热客于心肺之间,上攻头目而为肿盛,以承气下之,泻胃中之实热,是诛罚无过,殊不知适其所至为故。遂处方,用黄芩、黄连苦寒,泻心肺间热以为君;橘红苦平,玄参苦寒,生甘草甘寒,泻火补气以为臣;连翘、黍粘子、薄荷叶苦辛平,板蓝根味苦寒,马勃、白僵蚕味苦平,散肿消毒、定喘以为佐;新升麻、柴胡苦平,行少阳、阳明二经不得伸;桔梗味辛温为舟楫,不令下行。共为细末,半用汤调,时时服之;半蜜为丸,噙化之,服尽良愈。

因叹曰:往者不可追,来者犹可及。凡他所有病者,皆书方以贴之,全活甚众,时人皆曰,此方天下所制,遂刊于石,以传永久。

普济消毒饮子①

黄芩君　黄连各半两,君　人参三钱　橘红去白,臣　玄参臣　生甘草各二钱,臣　连翘　黍粘子　板蓝根　马勃各一钱　白僵蚕炒,七分　升麻七分　柴胡二钱　桔梗二钱

---

① 普济消毒饮子:1202年4月,山东一带波及济源(河南西北部临近山西)时疫流行,李东垣昼夜思考,创制此方,用之大获良效,为后世温病证治理论提供了借鉴。此方至今仍为医生所须掌握的方剂。

上件为细末,服饵如前法,或加防风、薄荷、川芎、当归身,㕮咀,如麻豆大,每服秤五钱,水二盏,煎至一盏,去滓,稍热,时时服之。食后如大便硬,加酒煨大黄一钱或二钱以利之,肿势甚者,宜砭刺之。

燃香病热

戊申春,节使赵君,年几七旬,病身体热麻,股膝无力,饮食有汗,妄喜笑,善饥,痰涎不利,舌强难言,声嘎不鸣,求治于先师。诊得左寸脉洪大而有力,是邪热客于经络之中也。两臂外有数瘢,遂问其故,对以燃香所致。先师曰:君之病皆由此也。夫人之十二经,灌溉通身,终而复始。盖手之三阳,从手表上行于头,加之以火邪,阳并于阳,势甚炽焉。故邪热妄行,流散于周身,而为热麻。《黄帝针经》四卷口问第一:胃热则虫动,虫动则廉泉开,故涎下。热伤元气,而为沉重无力;饮食入胃,慓悍之气不循常度,故多汗;心火盛,则妄喜笑;脾胃热,则消谷善饥;肺金衰,则声嘎不鸣。仲景云:微数之脉,慎不可灸,焦骨伤筋,血难复也。君奉养以膏粱之味,无故而加之以火燔之毒,热伤经络而为此病明矣。《内经》云:热淫所胜,治以苦寒,佐以苦甘,以甘泻之,以酸收之。当以黄柏、知母之苦寒为君,以泻火邪,壮筋骨,乃肾欲坚,急食苦以坚之;黄芪、生甘草之甘寒,泻热实表;五味子酸止汗,补肺气之不足以为臣;炙甘草、当归之甘辛,和血润燥;升麻、柴胡之苦平,行少阳、阳明二经,自地升天,以苦发之者也,以为臣佐。㕮咀,同煎,取清汁服之,更缪刺四肢,以泻诸阳之本,使十二经相接而泻火邪,不旬日良愈。遂名其方清神补气汤。

清神补气汤

苍术四钱　藁本二钱　升麻六钱　柴胡三钱　五味子一钱半　黄柏三钱　酒知母二钱　陈皮一钱半　黄芪三钱　生甘草二钱　当归二钱

上件锉,如麻豆大,每服秤五钱,水五盏,煎至一盏,去滓,空心,候大小便觉饥时服之,待少食,以美膳压之。

人之汗以天地之雨名之

《阴阳应象论》曰,人之汗,以天地之雨名之。又云,湿盛则霖霆骤注。盖以真气已亏,胃中火热,汗出不休,胃中真气已竭;若阴火亦衰,无汗皮燥,乃阴中之阳、阳中之阳俱衰。四时无汗,其形不久,湿衰燥旺,理之常也。其形不久者,秋气主杀。生气者,胃之谷气也,乃春少阳生化之气也。

张耘夫,己酉闰二月尽,天寒阴雨,寒湿相杂,因官事饮食失节,劳役所伤,病解之后,汗出不止,沾濡数日,恶寒重,添厚衣,心胸间时烦热,头目昏愦上壅,食少减。此乃胃中阴火炽盛,与外天雨之湿气、峻热两气相合,令湿热大作,汗出不休,兼见风邪以助东方甲乙。风药去其湿,以甘寒泻其热,羌活胜湿汤主之。

羌活胜湿汤

炙甘草三分　黄芪七分　生甘草五分　生黄芩　酒黄芩各三分　人参　羌活　防风　藁本　独活　细辛　蔓荆子　川芎各三分　升麻　柴胡各半钱　薄荷一分

上件都作一服,水二大盏,煎一盏半,细辛以下人轻清四味,再上火,煎至一盏,去滓,热服之,一服而止,诸证悉去。

偏枯二指

陕帅郭巨济,病偏枯二指,着足底不能伸,迎先师于京治之。至,则以长针刺委中①,深至骨而不知痛,出血一二升,其色如墨,又且缪刺之。如是者六七次,服药三月,病良愈。

---

① 以长针刺委中:针刺较深,才能出血一二升。

阴盛格阳

　　冯内翰叔献之侄栎童,年十六,病伤寒,目赤而烦渴,脉七八至。医以承气汤下,已煮药,而先师适从外来,冯告之,当用承气。先师切脉,大骇曰:几杀此儿,彼以诸数为热,诸迟为寒,今脉七八至是热极也,殊不知《至真要大论》云:病有脉从而病反者何也?岐伯曰:脉至而从按之不鼓,诸阳皆然。此阴盛格阳于外,非热也。速持姜附来,吾以热因寒用之法处治。药味就,而病者爪甲变青,顿服八两,汗寻出而愈。朝贤多为作诗纪之,泽人王子正云:

　　天地生万物,惟人最为贵。

　　摄养忽有亏,能无触邪气?

　　卢扁不出世,夭枉迹相继。

　　世道交相丧,适于此凋敝。

　　医学不师授,迷津罔攸济。

　　《难》《素》何等物,纵有徒充笥。

　　字画尚未知,矧肯究其义。

　　顷年客京华,知医仅一二。

　　镇阳陇西公,翘然出其类。

　　折节易水张,提耳发其秘。

　　窃尝侍谈尘,穷理到幽邃。

　　吾友叔献兄,有侄破芘戍。

　　头痛肌复热,呻吟声震地。

　　目赤苦烦渴,脉息八九至。

　　众以为可下,公独以为未。

　　众皆以为难,公独以为易。

　　姜附投半斤,骇汗夹人背。

　　须臾烦渴止,百骸泰其否。

健羡活人手,所见一何异。

脉理造精微,起死特游戏。

公难恶其名,名焉岂能避。

喜为知者言,善诱不求利。

我愿趋几筵,执经请从事。

齐沐作此诗,聊以伸鄙意。

误服白虎汤变证

西台掾肖君瑞,二月中,病伤寒发热,以白虎投之,病者面黑如墨,本证遂不复见,脉沉细,小便不禁。先师初不知也。及诊之曰:此立夏以前,误服白虎,白虎大寒,非行经之药,止能寒脏腑,不善用之,则伤寒。本病隐曲于经络之间,或更投以大热之药,求以去阴邪,则他证必起,非所以救白虎也。可用温药之升阳行经者。难者云:白虎大寒,非大热何以救,君之治奈何?先师曰:病隐于经络间,阳不升则经不行,经行而本证见矣。本证见又何难焉?果如其言。

脉风成厉

戊申岁正月,段库病厉风,满面连须极痒,眉毛已脱落,须用热水沃之稍缓,每昼夜须数次,或砭刺亦缓。先师曰:《风论》中,夫厉者,荣卫热附,其气不清,故使其鼻柱坏而色败,皮肤疡溃。风寒客于脉而不去,名曰厉风。治之者,当刺其肿上,已刺以锐针,刺其处按出其恶气,肿尽乃止。常食如常食,勿食他食。如以药治之,当破血去热,升阳去痒泻荣逆,辛温散之,甘温升之,行阳明经,泻心火,补肺气,乃治之正也。

补气泻荣汤

升麻六分　连翘六分　苏木三分　当归　全蝎　黄连　地黄　黄芪以上各三分　生黄芩四分　甘草一钱半　人参二分　生地黄四分　桃仁三个　桔梗半钱

麝香少许　梧桐泪一分　虻虫去翅足，微炒，两个　水蛭炒令烟尽，两个

上件锉，如麻豆大，除连翘另锉，梧桐泪研、白豆蔻二分为细末，二味另放，麝香、虻虫、水蛭三味为细末另放外，都作一服，水二大盏、酒一匙，入连翘，煎至一盏六分，再入白豆蔻二味并麝香等三味，再上火煎一二沸，去渣，稍热，早饭后、午饭前服，忌酒湿面、生冷硬物。

生子不病胎瘤

李和叔一日问先师曰：中年以来，得一子，至一岁之后，身生红系瘤不救，后三四子，至一二岁，皆病瘤而死，何缘至此疾？师曰：予试思之。翌日，见和叔曰：吾得之，汝乃肾中伏火，精气中多有红系，以气相传生子，子故有此疾，遇触而动，发于肌肉之间，俗名胎瘤者是也。汝试观之，果如其言。遂以滋肾丸数服，以泻肾中火邪，补真阴之不足，忌酒辛热之物。其妻与六味地黄丸，以养阴血，受胎五月之后，以黄芩、白术二味作散，啖五七服。后生子，至三岁，前证不复作矣。李心中诚服曰：先生乃神医也。遂从而学之。其子今已年壮。

风寒伤形

灵寿县董临军，癸卯年冬十二月间，大雪初霁，因事至真定。忽觉有风气暴至，又二日，脑项麻，候六脉俱弦甚，按之洪实有力，其证手挛急，大便秘涩，面赤热，此风寒始至加于身也。四肢者脾也，风寒之邪伤之，则搐急而挛痹，乃风淫末疾，而寒在外也。《内经》曰，寒则挛急，谓此也。本人素饮酒，内有实热，乘于肠胃之间，故大便秘涩而面赤热，内则手阳明经受邪，外则足太阴脾经又受风寒之邪，用桂枝、甘草炙以却其寒邪而缓其急搐；用黄柏之苦寒滑以泻实而润燥，急救肾水；用升麻、葛根以升阳气，行手足阳明之经，不令遏绝；更以桂枝辛热入手阳明之经为引用润燥；复以芍药、甘草专补脾气，退木邪，专益肺气也；加人参以补元气为之辅，名活血通经汤。

活血通经汤

升麻 葛根各一钱 桂枝二钱 当归身一钱 人参一钱 芍药半钱 炙甘草一钱 黄柏酒制,二钱

上件咬咀,都作一服,水二大盏,煎至一盏,去滓,稍热服,令暖房中近火摩搓其手,一服而愈。

暑热伤气

商人杜彦达,五月间,两手指麻木,四肢困倦,怠惰嗜卧,乃热伤元气也,以人参益气汤主之。

人参益气汤

黄芪八钱 生甘草半钱 甘草炙,二钱 人参半两 升麻二钱 白芍药三钱 五味子一百四十个 柴胡二钱半

上件咬咀,分作四服,每服水二盏,煎至一盏,去滓,稍热服,食远,神效。

芍药补气汤 治皮肤间麻木,此肺气不行也洁古老人立此方神效。

黄芪一两 白芍药一两半 橘皮不去白,一两 泽泻半两 甘草炙,一两

上件咬咀,每服秤半两,水二盏,煎至一盏,去滓,温服。如肌肉麻木,必待泻营而愈;如湿热相合,肢体沉重,当泻湿热。

导气汤 治两腿麻木沉重。

黄芪八钱 甘草六钱 五味子一百二十个 升麻二钱 柴胡二钱 当归尾 泽泻各二钱 红花半钱 陈皮一钱 青皮四钱

上件咬咀,分作四服,每服水三大盏,煎至一盏,去滓,热服,食前。

茯苓燥湿汤 治六七月间,湿令大行,湿令行,子能令母实,热旺也。湿热大胜,必刑庚大肠,以天令言之,则清燥之气绝矣。古人之法,夏月热以救热,伤天真元气,燥金若受湿热之邪,是绝寒水生化之源,源绝则肾亏,痿厥之病大作,腰以下痿软,瘫痪不能动矣,何止行步不正,两足敧侧,更宿有湿热之证,当急救之。

黄芪一钱半 苍术一钱 白术半钱 橘皮半钱 人参三分 五味子九个 麦门冬 当归身 生地黄 曲末各二分 泽泻半钱 白茯苓三分 猪苓二分 酒

黄柏二分　柴胡一分　升麻三分　黄连一分　炙甘草一分

上件㕮咀，每服半两，水二盏半，煎至一盏，去滓，空心服。

阳盛拒阴

中书粘合公，年三十三岁，病脚膝痿弱，脐下、尻臀皆冷，阴汗臊臭，精滑不固，省医黄道宁主以鹿茸丸，十旬不减，至戊申春具录前证，始求于先师。先师遂诊其脉，沉数而有力，乃曰：公饮醇酒以膏粱，滋火于内，逼阴于外，医见其证，盖不知阳强阴不能密，以致肤革冷而溢泄，以为内实有寒，投以热剂，欲泻其阴而补真阳，真所谓实实虚虚也。其不增剧者为幸矣，复何获效欤？即处以滋肾丸，大苦寒之剂制之以急。寒因热用，引入下焦，适其病所，泻命门相火之胜，再服而愈。公以厚礼，更求前药，先师固辞，竟以不受。或问曰，物不受义也，药既大验不复与何也？曰：夫大寒、大热之药，非久服者，唯从权可也。今公之疾，相火炽盛以乘阴位，故用此大寒之剂，以泻相火而助真阴，阴既复其位，皮表之寒自消矣。《内经》云：阴平阳秘，精神乃治。如过用之，则故病未已，新病复起矣，此予之意也。

身体麻木

丁未年九月间，李正臣夫人病，诊得六脉俱中得弦洪缓相合，按之无力。弦在其上是风热下陷入阴中，阳道不行。是证合目则浑身麻木，昼减而夜甚；开目则麻木渐退，久则绝止，常开其目此证不作。惧其麻木，不敢合眼，致不得眠，身体皆重，有时痰嗽，觉胸中常似有痰而不利，时有躁作，气短促而时喘，肌肤充盛，饮食、大小便如常。唯畏其麻木不敢合眼为最苦。观其色脉，形病相应而不逆。《黄帝针经》寒热病第三：阳盛瞋目而动轻，阴盛闭目而静重。又云：诸脉皆属于目。《针经》又云：开目，则阳道行，阳气遍布周身；闭目，则阳道闭而不行，如昼夜之分，知阳衰而阴旺也。且麻木为风，三尺之童皆以为然。

细校之有区别耳。久坐而起亦有麻木，谓如绳缚之人，释之觉麻木而不敢动，良久则自已。以此验之，非有风邪，乃气不行也。何可治风，惟补其肺中之气，则麻自去矣。知经脉中阴火乘其阳分，火动于中为麻木也，当兼去其阴火。时痰嗽者，秋凉在外，在上而作也，当以温剂实其皮毛。身重脉缓者，湿气伏匿而作也，时见躁作，当升阳助气益血，微泻阴火与湿，通行经脉，调其阴阳则已矣。非五脏六腑之本有邪也。补气升阳和中汤主之。

补气升阳和中汤

黄芪五钱　人参三钱　炙甘草四钱　陈皮　白术各二钱　白芍药三钱　生甘草一钱,去肾热　草豆蔻一钱半,益阳道,退外寒　升麻一钱　酒制黄柏一钱,泻火除湿　佛耳草四钱　当归身二钱　白茯苓　泽泻　柴胡各一钱　苍术一钱半

上件㕮咀，每服秤三钱，水二大盏，煎至一大盏，热服，早饭后、午饭前分服而愈。

十月二十日，严霜作时，有一妇人，病四肢无力痿厥，湿热在下焦也；醋心者，浊气不降，欲为满也；合目麻木作者，阳道不行也；恶风寒者，上焦之分，皮肤中气不行也；开目不麻者，助阳道行，故阴寒之气少退也；头目眩运，风气下陷于血分，不得伸越而作也，近火则有之。

冲和补气汤

羌活七分　独活三分　柴胡二分　人参一钱　甘草炙,半钱　白芍药三钱　黄芪二钱　白术一钱　苍术二钱　橘皮二钱　黄柏三分　黄连一分　泽泻一钱　猪苓一钱　曲二分　木香　草豆蔻各二分　麻黄不去节,二分　升麻半钱　当归身三分

上件分作二服，每服水二盏，煎至一盏，去滓，稍热服，食远，神效。

暴挛痫眩

《黄帝针经》三卷寒热第三云：暴挛痫眩，足不任身，取天柱①穴天柱穴,足太

---

① 天柱：膀胱经的项部穴位，疏风解表，镇静安神，益脑髓，止眩晕，对脑病、内分泌疾病有较好的治疗作用。

阳也。又云：癫痫瘛疭，不知所苦，两跷之下，男阳女阴。洁古老云：昼发灸阳跷，夜发灸阴跷各二七壮。阳跷起于跟中，循外踝上行，入风池申脉穴是也；阴跷亦起于跟中，循内踝上行，至咽喉，交贯冲脉照海穴是也。

升阳汤　治阳跷痫疾，足太阳寒，恐则气下行，宜升阳气。

羌活一两半　防风八钱　炙甘草半两　麻黄不去根节，八钱

上件锉，如麻豆大，每服秤三钱，水五盏，煎至一盏，空心，热服。

疝瘕同法治验

丁香楝实丸　治男子七疝，痛不可忍，妇人瘕聚带下，皆任脉所主，阴经也，乃肝肾受病，治法同归于一。

当归去芦，锉碎　附子炮裂，去皮脐，锉碎　川楝子锉　茴香炒

上件四味各一两，锉碎，以好酒三升同煎，酒尽为度，焙干作细末，每秤药末一两，再入下项药：

丁香五分　木香五分　全蝎十三个　玄胡五钱

上四味同为细末，入在前项，当归等药末秤，和匀，酒糊为丸，如桐子大，每服三十丸至百丸，温汤送下，空心。

凡疝气带下，皆属于风，全蝎治风之圣药；茴香、川楝子皆入小肠经；当归、玄胡和血止血痛；疝气、带下，皆积寒于小肠之间，故以附子佐之，以丁香、木香引导也。韩提控病疝气，每发痛甚不可忍，则于榻两末分置其枕，往来伏之以受，如是者三年不已，服此药三剂，良愈。